社区常见**疼痛疾病**
分级诊疗手册 第2版

主编 马 柯 杜兆辉

人民卫生出版社

·北 京·

图书在版编目（CIP）数据

社区常见疼痛疾病分级诊疗手册 / 马柯, 杜兆辉主编. —— 2版. —— 北京：人民卫生出版社, 2025. 3.
ISBN 978-7-117-37723-2

Ⅰ. R441. 1-62

中国国家版本馆 CIP 数据核字第 2025YX8679 号

| 人卫智网 www.ipmph.com | 医学教育、学术、考试、健康，购书智慧智能综合服务平台 |
| 人卫官网 www.pmph.com | 人卫官方资讯发布平台 |

社区常见疼痛疾病分级诊疗手册
Shequ Changjian Tengtong Jibing Fenjizhenliao Shouce
第 2 版

主　编： 马　柯　杜兆辉
出版发行： 人民卫生出版社（中继线 010-59780011）
地　　址： 北京市朝阳区潘家园南里 19 号
邮　　编： 100021
E - mail： pmph @ pmph.com
购书热线： 010-59787592　010-59787584　010-65264830
印　　刷： 北京顶佳世纪印刷有限公司
经　　销： 新华书店
开　　本： 889×1194　1/64　**印张：** 3.75
字　　数： 127 千字
版　　次： 2018 年 5 月第 1 版　2025 年 3 月第 2 版
印　　次： 2025 年 5 月第 1 次印刷
标准书号： ISBN 978-7-117-37723-2
定　　价： 35.00 元

打击盗版举报电话：010-59787491　E-mail：WQ @ pmph.com
质量问题联系电话：010-59787234　E-mail：zhiliang @ pmph.com
数字融合服务电话：4001118166　E-mail：zengzhi @ pmph.com

编者（按姓氏笔画排序）

主　编　马　柯　杜兆辉

副主编　杜冬萍　许　华　凌　晴

编　者（按姓氏笔画排序）
丁宏娟
上海市徐汇区枫林街道社区卫生服务中心
马　柯
上海交通大学医学院附属新华医院
马　辉
上海交通大学医学院附属第九人民医院
方珍菲
上海市黄浦区半淞园路街道社区卫生服务中心
方娅贝
上海市静安区彭浦新村街道社区卫生服务中心
任敏之
上海市虹口区曲阳路街道社区卫生服务中心

许　华
上海中医药大学附属岳阳中西医结合医院
杜冬萍
上海交通大学医学院附属第六人民医院
杜兆辉
上海市浦东新区上钢社区卫生服务中心
李晓青
上海市虹口区嘉兴路街道社区卫生服务中心
李浪平
上海交通大学医学院附属瑞金医院卢湾分院
李彬彬
上海市浦东新区上钢社区卫生服务中心
余　斌
同济大学附属养志康复医院
忻玉荣
上海市浦东新区金杨社区卫生服务中心
张　扬
上海市黄浦区豫园街道社区卫生服务中心
张　伟
上海市松江区中山街道社区卫生服务中心
林福清
同济大学附属第十人民医院
竺　琼
上海市徐汇区康健街道社区卫生服务中心

徐　静
上海市浦东新区公利医院
徐永明
上海交通大学医学院附属第六人民医院
凌　晴
上海市浦东新区上钢社区卫生服务中心
唐跃中
上海市徐汇区康健街道社区卫生服务中心
黄　豪
上海市浦东新区金杨社区卫生服务中心
魏　黎
上海市黄浦区豫园街道社区卫生服务中心

秘　书
李彬彬
上海市浦东新区上钢社区卫生服务中心

主编介绍

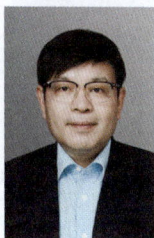

马柯

上海交通大学医学院附属新华医院疼痛科主任

博士生导师，主任医师，教授

学术任职：

中华医学会疼痛学分会　副主任委员

中国医师协会疼痛科医师分会　常务委员

中国老年保健协会疼痛病学分会　副会长

上海医学会疼痛专科分会　主任委员

上海市中医药学会疼痛学分会　副主任委员

上海市康复医学会疼痛康复专委会　副主任委员

《中华医学杂志》《中华疼痛学杂志》《中国疼痛医学杂志》编委

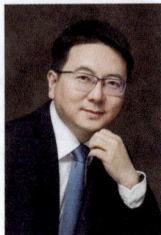

杜兆辉

上海市浦东新区上钢社区卫生服务中心主任

主任医师,公共卫生管理硕士(MPH),全科医学博士(PHD)

上海健康医学院特聘教授

学术任职:

中国社区卫生协会社区卫生服务中心主任联合工作委员会　主任委员

上海市社区卫生协会第一、二届社区卫生服务中心主任联合工作委员会　主任委员

中国社区卫生协会第三、四届理事会　常务理事

中国社区卫生协会标准化工作委员会社区卫生技术团体标准委员会　副主任委员

上海市浦东卫生发展研究院博士后合作导师

上海市健康科普专项计划引领人才

序

　　在健康中国战略的宏伟蓝图下，社区卫生服务作为医疗服务体系的重要基石，其角色的重要性日益凸显。随着人口老龄化的加剧及慢性疼痛疾病的普遍化，如何高效、精准地管理社区居民的疼痛问题，成为提升全民健康水平的关键一环。本书的再版恰逢其时，旨在进一步规范并优化基层疼痛疾病的诊疗流程，推动分级诊疗制度的深入实施。

　　本书在上海医学会疼痛专科分会和上海市社区卫生协会中心主任工作委员会共同努力下，凝聚了三甲医院疼痛科专科医师与社区全科医师的智慧，对社区常见疼痛疾病进行了全面且深入的梳理，为基层全科医师提供了系统且前沿的疼痛诊疗知识与技术，帮助他们提升综合诊疗能力，使其能够更加从容地应对各类疼痛病例。此外,手册中规范的诊疗流程与清晰的分级指征,对构建合理有序的就医格局具有显著的推动作用。基层全科医师依据手册所制定的标准,能够更准确地把握转诊指征,使不同病情的患者能在合适层级的医疗机构接受治疗。这一过程可优化医疗资源的配置,实现上下级医疗机构间的有效协作,进而提升整体医疗服务效能,进一步推动基层分级诊疗制度的落地生根,为居民带来更优质便捷的医疗服务。

在此,向所有参与本书编写、修订及支持出版的同仁表示衷心的感谢和祝贺,并期待《社区常见疼痛疾病分级诊疗手册》(第2版)能够成为广大社区医务工作者手中的"宝典",为守护人民群众的健康福祉贡献力量!

2024 年 12 月

前　言

　　当今社会,疼痛已成为困扰人们生活的常见问题之一。各种疼痛疾病不仅给患者带来了身体上的不适和痛苦,也在很大程度上影响着他们的生活质量和心理健康。随着我国家庭医生签约服务的持续开展,做好常见慢性病的分级诊疗,实现有效的"全专分工",是推动我国基层医疗卫生服务体系建设的关键任务。社区疼痛疾病的管理亦是如此,如何在社区普及疼痛专业知识,推动全科医生及相关医师对疼痛疾病社区适宜技术的使用,显得尤为重要。

　　2018 年,我们编写这本《社区常见疼痛疾病分级诊疗手册》的初衷,正是为了更好地指导社区全科医生开展疼痛疾病的健康管理,使他们能够更准确、高效地应对社区常见的疼痛疾病。通过对疼痛疾病的科学分类和分级,详细阐述了疼痛治疗的适宜技术,搭建起从社区基层到上级医疗机构的分级诊疗桥梁。近年来,我国社区卫生和全科医学得到快速发展,社区常见疼痛疾病的诊疗有了新的发展和技术更新,全科医生也更加注重在服务过程中对患者的科普工作。为此,我们对本书进行再版。新版除详细阐述常见疼痛疾病的特点、诊疗策略和常见适宜技术和药物外,还增加了运动疗法、关节注射技术、神经调控和阻滞技术等内容,并更新了常见疼痛疾病分级指征共识,还对常见适宜技术的操作进行视频录制,方便全科医生扫码观看学习。同时,我们还结合每一章节的知识要点开设了"科普园地",为全科医生更好地开展科普提供支持。

我们希望本书能成为社区全科医生的得力助手,为推动社区常见疼痛疾病的规范化诊疗迈出更坚实的一步;为改善社区居民的健康状况、减轻疼痛疾病的负担发挥重要作用,让每一个深受疼痛困扰的居民都能早日恢复健康,重新拥抱美好的生活。

让我们共同推动和建设"社区疼痛管理生态圈",共建无痛中国,助力健康中国!

马柯　杜兆辉

2024 年 12 月

目 录

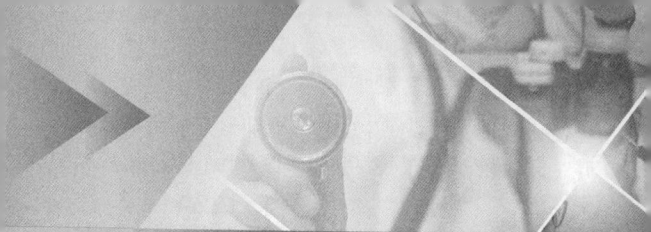

总论

一、社区疼痛诊疗现状

疼痛是和呼吸、血压、脉搏、体温同样重要的第五大生命体征,慢性疼痛是一种疾病,需要全病程进行慢病管理,这些理念近年来得到广大人民群众和医疗工作者的认同。中国目前有慢性疼痛患者超过3亿人,由慢性颈椎病、腰背痛及骨关节炎等常见慢性疼痛所导致的疾病负担和生产力下降、医疗费用支出大幅度增加,使得慢性疼痛的全病程管理不仅仅是一个医疗问题,更是一个严峻的社会问题。

以全科医学为主要服务特点的社区卫生服务中心作为守护百姓健康的重要基层医疗卫生机构,面对常见的慢性疼痛疾病,很多患者需要长期、持续的疼痛慢病管理。**全科医生的疼痛专业诊疗能力持续提升,可以有效提升慢性疼痛患者医疗照护的获得感和幸福感。**

但目前社区疼痛疾病诊疗呈现出以下特点:一是在认识方面,社区居民对疼痛疾病的重视程度虽逐渐提高,但仍存在一定误区,部分人可能认为疼痛只是小问题而忽视及时就医,甚至长期隐忍;二是社区卫生服务机构尚未高度重视疼痛疾病的健康管理,在诊断设备、技术、治疗手段上还存在一定局限性;三是在诊疗能力上,全科医生对常见疼痛疾病的诊断和治疗能力有待进一步规范和提高,且在治疗手段上,可能主要集中在药物治疗、简单的理疗对症等,对于一些先进的、适宜的疼痛治疗技术掌握和应用较少;四是在患者管理方面,社区对疼痛患者的随访和长期管理还需要进一步加强,尤其要体现全科医学的连续性、契约式服务特点。此外,社区卫生服务中心与上级医院之间的转诊机制要进一步优化,尤其是疼痛分级诊疗的指征界定,有待专科医生和全科医生进一步达成共识。

二、常用疼痛学术语

1. **疼痛** 依照国际疼痛研究协会定义,疼痛是指与实际或者潜在的组织损伤相关的不愉快的感觉和情感体验,或与此相类似的经历,包含了生理和心理成分。按照《疾病和有关健康问题的国际统计分类》第十一次修订本（ICD-11），慢性疼痛分为七大类。

2. 慢性原发性疼痛 慢性原发性疼痛（chronic primary pain, CPP）被定义为一个或多个解剖区域的疼痛，其诊断标准：①持续或反复发作超过3个月；②伴有显著的情绪情感异常，如焦虑、愤怒、沮丧或情绪低落和/或功能障碍，包括日常生活和社会交往等受到影响；③其他诊断无法解释现有症状。换言之，慢性疼痛的程度必须足以让患者寻求治疗，在所有疼痛疾病中，作出一个诊断之前，必须排除慢性神经病理性疼痛、慢性肌肉骨骼疼痛、慢性癌症相关性疼痛、慢性头痛/口面痛、慢性手术/创伤性疼痛、慢性内脏痛等六大类慢性疼痛。目前多认为原发性疼痛包括纤维肌痛、复杂区域疼痛综合征、肠易激综合征、灼口综合征等疼痛疾病。

3. 慢性神经病理性疼痛 慢性神经病理性疼痛（chronic neuropathic pain, CNP）是指由躯体感觉神经系统损伤或疾病所引起的慢性疼痛，疼痛可为自发性或诱发性，表现为痛觉过敏或痛觉超敏。确诊CNP需要有神经系统损伤或疾病的病史，且疼痛位置具有神经解剖学的分布合理性。常见疾病包括带状疱疹性疼痛、三叉神经痛、卒中后疼痛、脊髓损伤后疼痛等。

4. **慢性肌肉骨骼疼痛** 是指源自肌肉骨骼系统（如骨骼、关节等）的慢性疼痛，包括最常见的一组慢性疼痛疾病，如颈椎病、腰背痛、颈椎腰椎间盘突出症、骨关节炎、骨质疏松、痛风等。

5. **慢性癌症相关疼痛** 慢性癌症相关疼痛（chronic cancer-related pain，CCRP）是指由原发症本身或肿瘤转移所致的疼痛（慢性癌性疼痛），或癌症治疗引起的疼痛（慢性癌症治疗后疼痛）。包括癌症本身疼痛和治疗癌症所致的疼痛，以及癌症骨转移等疼痛。

6. **慢性头痛 / 口面疼痛** 在3个月或更长时间内有一半以上的时间发作，每日疼痛至少持续2小时，并且具有特定头痛 / 口面部疼痛特征的疼痛。常见疾病包括偏头痛、丛集性头痛、紧张性头痛、三叉神经痛（双层归属疾病）等。

7. **慢性手术 / 创伤后疼痛** 慢性术后 / 创伤后疼痛是指在组织损伤后发生、发展或加剧，并且在愈合后持续存在（即手术或组织创伤后持续至少3个月）的疼痛。常见疾病包括开胸术后疼痛、阑尾 / 胆囊术后疼痛及各种创伤后疼痛。

8. **慢性内脏痛** 指继发于头颈部、胸部、腹部、盆腔等内脏器官的疾病或潜在疾病所产生的慢性疼痛，疼痛强度的变化不一定与疾病的发生发展过程完全一致。并且潜在疾病治愈后，慢性内脏痛可持续存在。常见疾病包括慢性胰腺炎疼痛、肠梗阻疼痛、痛经以及缺血性各种内脏疼痛。

三、疼痛评估和病史采集

评估疼痛性质、严重程度、可能病因等是处置所有慢性疼痛疾病的首个环节，需要从以下几个方面进行疼痛评估和病史采集。

首先，明确疼痛的部位、性质、程度、节律、诱发/缓解因素、持续时间、能否自行缓解等。

其次，明确表述疼痛有无并发症状，如发热、消瘦、咳嗽、大小便改变等，尽量将与本次疼痛相关的，发作前后的身体整体情况进行详细了解。

最后，详细的体格检查和必要的辅助检查能够辅助疼痛病的临床诊断。

四、疼痛疾病诊疗策略

慢性疼痛作为一大类疾病，其非单一、单维度地进行镇痛治疗，而要同时治疗慢性疼痛所伴随的情感、情绪、认知和行为等各个维度，才能形成完整的疼痛疾病诊疗策略。

根据中华医学会疼痛学分会相关指南和共识，疼痛治疗包括预防、生活方式改变、康复等初始治疗；后续药物治疗包括非甾体抗炎药（NSAIDs）、阿片类镇痛药和离子通道类药物及抗抑郁药等，是目前最常用的疼痛治疗方法之一。当药物不能缓解疼痛或不良反应不能耐受时，则可以采用微创介入镇痛技术进行慢性疼痛的管理，包括神经阻滞、射频（脉冲射频和标准射频）、椎间盘微创减压（胶原酶、臭氧、等离子、低能量激光等）、经皮脊柱内镜、椎体成形术（椎体后凸成形术和椎体成形术、三叉神经微球囊压迫、脊髓和周围神经电刺激、鞘内药物输注系统（尤其对于肿瘤相关疼痛和难治性非癌性疼痛）和交感神经阻滞／毁损等。最后，可以复合利用创新数字化的疼痛诊疗方法（虚拟现实／混合现实／脑机接口等）对慢性疼痛患者进行多维度的全域疼痛管理，升级并完善疼痛的中枢无创干预和调节，这将很大程度上提高慢性疼痛的治疗效果和患者的生活质量。

视频1

常见疼痛疾病的特殊体格检查

科普园地

1. 慢性疼痛是一种疾病吗?

慢性疼痛的确是一种疾病,这个医学认知也是现代医学发展到今天的进步标志之一。

慢性疼痛疾病包含七大类疼痛疾病,每一类都有其独特的病因、发病机制、病理生理学改变、疾病预后等完整的作为疾病存在的特点。慢性疼痛对身体的主要影响是疼痛和功能受限,疼痛对身体其他系统的影响如血压变高、血糖升高、身体免疫力下降等,以及睡眠变差,甚至彻夜不眠,社交活动减少等,严重降低了人们的生活质量。所以,随着社会和医疗水平的发展,慢性疼痛对人体的不良影响被越来越多地认识到,所以,一定要重视慢性疼痛,及早进行专门的诊断和治疗。

2. 如何告诉医生疼痛的问题?

清晰、简洁地告诉医生疼痛问题,能够让医生较快、全面地了解你的疼痛疾病,帮助作出正确的诊断。要有条理地告知医生,不要东扯一句,西扯一句。一般要说清楚以下几点,医生基本上就能知道你所罹患的疼痛疾病的基本情况了,并能针对性进行检查、诊断和治疗。

首先,告诉医生你的疼痛严不严重? 疼痛发生有没有原因? 比如劳累、受凉、弯腰,甚至打喷嚏,疼痛的性质是什么? 刺痛、灼痛、闷痛等。

其次,你的疼痛有没有伴随其他的不舒服,比如发热、头晕、呕吐、消瘦、盗汗等等。

最后,你在疼痛之前有没有吃过什么药物,有没有不良反应?之前有没有同样的情况发生过?

第一章 头痛

第一节 | 偏头痛

一、发病原因

确切病因还不清楚,遗传和中枢神经系统功能失调是偏头痛的主要原因。

1. **血管源性假说** 头痛发作前颅内动脉收缩,产生大脑皮层缺血,出现视觉障碍等先兆症状,接着颈外动脉扩张,产生头痛发作,血管活性物质刺激使头痛加剧。

2. **神经源性假说** 偏头痛发作与中枢神经系统功能失调有关。

二、临床表现

偏头痛的典型临床表现为一侧搏动性或跳动性头痛，多数患者表现为单侧，但也可以是双侧的，部分患者每次头痛的部位会发生变化。头痛发作后逐渐加重，在 1 ～ 2 小时达到高峰，持续数小时到几日不等，轻中度者表现为钝痛，重者表现为搏动性跳痛。

偏头痛患者往往伴随恶心呕吐，少数有腹泻；视觉症状有畏光、暗点、闪光幻觉等；部分患者还可能出现嗅觉障碍、眼肌麻痹、面瘫、手足麻木、四肢感觉减退以及耳鸣、眩晕、心动过速和高级神经功能障碍症状，如意识丧失、情绪改变、失语失读和记忆障碍等。

诱发因素：紧张焦虑、某些特殊饮食、睡眠过多或过少，以及女性生理周期或激素水平波动等。

三、鉴别诊断

1. "红旗"疾病

（1）近期有跌倒或撞击史，应怀疑有脑出血、蛛网膜下腔出血导致的头痛。

（2）新发的头痛或既往虽有偏头痛病史，但本次发作症状有所改变的患者，需排除颅内肿瘤导致的头痛或颅内外血管疾病，如动脉瘤、血管畸形等。

2. **紧张性头痛**　疼痛的部位通常是双侧性的，疼痛的性质表现为压迫性或紧束感。疼痛强度一般为轻到中度。可能伴有对光和声音敏感，通常不会有恶心或呕吐的情况。大多数情况下精神压力、焦虑、抑郁、不良姿势、颈部肌肉紧张是触发因素。

3. **丛集性头痛** 疼痛发作时主要部位在眼睛周围或一侧的眼眶区域，疼痛发作时程度剧烈，同时伴有同侧自主神经症状。

4. **颈源性头痛** 颈源性头痛触发因素更多与颈部活动、姿势有关，比如长时间保持一个姿势、颈部受伤或劳累等，头痛发作时伴随症状更多亦与颈部症状相关，比如伴有颈部僵硬、活动受限、肩部或上背部疼痛等症状。

四、治疗

1. **药物治疗**

（1）麦角类药物：麦角胺咖啡因片，一次 1～2 片（每片含酒石酸麦角胺 1mg，无水咖啡因 100mg）；如无效，隔 0.5～1 小时后再服 1～2 片，一日总量不超过 6 片。

（2）NSAIDs：布洛芬 300mg/ 次，每日 2 次，口服。

（3）曲坦类药物（选择性 5-HT$_1$ 受体激动剂）：舒马普坦，50mg/ 次，口服；如无效，2 小时后再加服一次，24 小时内总剂量不得超过 200mg。

禁忌：①缺血性心脏病、缺血性脑血管病和缺血性外周血管病；②正在使用或 2 周内使用单胺氧化酶抑制剂的患者；③24 小时内用过任何麦角胺类药物的患者；④不得与其他 5-HT_1 激动剂并用。

(4)ß- 受体阻滞剂：普萘洛尔 10mg/ 次，每日 3 次，口服，预防偏头痛的主要药物。

(5)三环类抗抑郁药：阿米替林 25 ～ 75mg/ 次，每日 1 次，口服。

(6)钙通道阻滞剂：氟桂利嗪 5 ～ 10mg/ 次，每日一次，口服，预防偏头痛发作。

2. 神经阻滞治疗 星状神经节阻滞，阻滞交感神经，调节头面部的自主神经功能；其他还有眶上神经阻滞、枕后神经阻滞和颞浅神经阻滞。

3. 一般治疗 急性期应嘱患者保持安静，避免不良刺激，适度睡眠，寻找并避免诱发因素；容易出现情绪紧张的患者，应学会控制情绪等。

五、转诊指征

1. 疑似"红旗"疾病应立即转诊至上级医院以明确诊断。

2. 在社区经过 1 ～ 2 周的规范治疗后，疼痛评分（附录一）仍大于 3 分者，应及时转上级医院。

3. 上级医院初诊明确治疗方案后，可转诊至社区进行序贯治疗，包括镇痛及辅助药物使用、康复理疗、中医药适宜技术等，亦可在社区进行治疗后影像学复查和疾病评估。

科普园地

为什么女性月经期容易出现偏头痛？

女性月经期容易出现偏头痛，主要原因是月经周期中激素水平的变化，特别是雌激素和孕激素的变化。这些激素的变化可能导致血管扩张和收缩，从而引起头痛。

具体来说，在月经周期的前一周，雌激素水平下降，孕激素水平上升，这可能导致血管扩张和炎症反应，从而引起头痛。此外，月经期间失血也可能导致贫血和低血糖，进一步加重头痛的症状。

除了生理因素外，女性在月经期间还可能面临情绪波动、压力增加等问题，这些也可能对头痛产生影响。因此，女性在月经期间应该注意保持良好的生活习惯，如规律作息、饮食健康、适当运动等，以减轻头痛的症状。如果头痛严重或持续时间较长，建议及时就医。

第二节 | 紧张性头痛

一、发病原因

真正病因尚不清楚，主要与以下三个因素有关。

1. **肌肉因素**　一般认为头部及颈部的肌肉收缩压迫了肌肉内的小动脉，使之产生致痛物质，从而引起头痛。

2. **血管因素**　血管运动调节异常是产生头痛的一个原因。

3. **精神因素**　应激和焦虑在发病机制中占有重要地位，一般认为紧张性头痛患者大多处于慢性焦虑状态。

二、临床表现

好发于青年人，发作时疼痛的部位通常是双侧性的，头部两颞侧钝痛和束带样紧箍感是本病的临床特点，部分患者疼痛也可发生在后枕部、头顶及全头部，疼痛程度一般轻到中度，呈持续性，发作时可能伴有对光和声音敏感，通常不会有恶心或呕吐的情况，极少数会有视物模糊、闪光、暗点或闪烁。触发因素包括精神紧张、焦虑、抑郁、长时间不良姿势引起颈部肌肉紧张等。

三、鉴别诊断

1. **"红旗"疾病**　详见本章第一节。
2. **偏头痛**　详见本章第一节。
3. **丛集性头痛**　详见本章第一节。
4. **颈源性头痛**　详见本章第一节。

5. **高血压相关头痛** 疼痛可能出现在头部的任何部位，最常见的是在后脑勺区域，表现为持续性的压迫感或紧束感。疼痛程度可以从轻到重。除了头痛外，高血压患者可能还会伴有其他症状，如视力模糊、胸闷、心悸等。高血压引起的头痛通常与血压水平相关，血压控制良好时，头痛可能减轻或消失。

四、治疗

1. **药物治疗** 非甾体抗炎药、三环类抗抑郁药或镇静类药物。

2. **物理治疗** 松弛紧张的骨骼肌，常用方法有按摩、电疗、热疗等。

3. **精神心理治疗**

4. **星状神经节阻滞**

五、转诊指征

1. 疑似"红旗"疾病应立即转诊至上级医院以明确诊断。

2. 在社区经过 1~2 周的规范治疗后，疼痛评分仍大于 3 分者，应及时转上级医院诊治。

3. 上级医院初诊明确治疗方案后，可转诊至社区进行序贯治疗，包括镇痛及辅助药物使用、康复理疗、中医药适宜技术等，亦可在社区进行治疗后影像学复查和疾病评估。

第三节 | 丛集性头痛

一、发病原因

确切病因尚不清楚,一般有以下 4 个病因和发病机制。

1. 生物钟学说 指由于人体内生物钟调节失控而引起。

2. 组胺学说 组胺是一种神经介质,丛集性头痛发作时组胺释放增多,是发病的原因之一。

3. 前列腺素学说 前列腺素是产生丛集性头痛的介质。

4. 肥大细胞学说 肥大细胞能合成和储存多种血管活性物质,当肥大细胞膜功能不稳定时,这些活性物质就从肥大细胞内释放,产生相应症状。

二、临床表现

好发于青壮年,一侧眼眶周围周期性、爆炸性头痛,伴同侧眼睛流泪、结膜充血、鼻塞流涕是本病的主要临床特点。周期性发作是丛集性头痛的另一特点。疼痛可向同侧颞区、前额、下颌区放射,疼痛一般持续数十分钟到 2 ~ 3 小时,发作频率在每日 6 次到每周 1 次不等。

三、鉴别诊断

1. **"红旗"疾病**　详见本章第一节。
2. **紧张性头痛**　详见本章第一节。
3. **偏头痛**　详见本章第一节。
4. **颈源性头痛**　详见本章第一节。
5. **眶上神经痛**　疼痛的部位通常位于眉弓上方的眶上区域。疼痛可能是持续性的或间歇性的，可以是钝痛、刺痛或烧灼感。疼痛发作时通常不会伴有丛集性头痛所见的自主神经症状（如结膜充血、流泪等）。触发因素可能与眶上神经分布区特定的触碰或刺激有关。

四、治疗

1. **药物治疗**
（1）麦角类药物：麦角胺咖啡因片，一次 1～2 片（每片含酒石酸麦角胺 1mg，无水咖啡因 100mg）；如无效，隔 0.5～1 小时后再服 1～2 片，一日总量不超过 6 片。
（2）锂盐：碳酸锂 600～900mg/ 次，每日 1 次，口服。
（3）其他药物：泼尼松、赛庚啶或钙通道阻滞剂等。
2. **氧气疗法**　面罩吸入 100% 的氧气，流量为 8～10L/min，吸入 10～15 分钟，80% 的患者头痛症状可缓解。

　　3. 蝶腭神经节调节

五、转诊指征

　　1. 疑似"红旗"疾病应立即转诊至上级医院以明确诊断。

　　2. 在社区经过 1～2 周的规范治疗后，疼痛评分仍大于 3 分者，应及时转上级医院诊治。

　　3. 上级医院初诊明确治疗方案后，可转诊至社区进行序贯治疗，包括镇痛及辅助药物使用、康复理疗、中医药适宜技术等，亦可在社区进行治疗后影像学复查和疾病评估。

第四节 | 颈源性头痛

一、发病原因

　　1. 颈椎退变，颈部肌肉痉挛。
　　2. 颈部外伤史或长期劳损。

二、临床表现

　　头枕部、顶部、颞部、额部、眼眶区或者上述区域同时出现钝痛或酸痛，同时伴有上颈部疼痛、颈部压痛、颈部僵硬或活动时颈部疼痛、活动受限,疼痛可放射到同侧肩部或上肢。

三、鉴别诊断

1. **"红旗"疾病**　详见本章第一节。
2. **紧张性头痛**　详见本章第一节。
3. **偏头痛**　详见本章第一节。
4. **丛集性头痛**　详见本章第一节。

四、治疗

1. 休息,适当牵引,理疗。
2. **药物治疗**
(1) NSAIDs。
(2) 肌松药,乙哌立松,50mg/ 次,每日 3 次,口服。
3. **神经阻滞治疗**　颈椎椎旁神经阻滞或枕大神经阻滞。
4. **微创治疗**　肌筋膜松解或神经调节术。

五、转诊指征

1. 疑似"红旗"疾病应立即转诊至上级医院以明确诊断。
2. 在社区经过 1～2 周的规范治疗后,疼痛评分仍大于 3 分者,应及时转上级医院诊治。
3. 上级医院初诊明确治疗方案后,可转诊至社区进行序贯治疗，包括镇痛及辅助药物使用、康复理疗、中医药适宜技术等，亦可在社区进行治疗后影像学复查和疾病评估。

4. 上述序贯治疗效果不佳者，及时转诊至上级医院诊治。

5. 社区就诊经评估后需要介入、手术治疗者。

科普园地

头痛，也可能是颈椎的问题吗？

颈椎是人体最灵活的部位之一，但同时也是最容易受到损伤和发生疼痛的部位之一。当颈椎受到损伤或压力时，可能会引起头痛、颈部疼痛、肩部疼痛等症状。

具体来说，颈椎问题可能导致颈部肌肉紧张和炎症反应，从而引起头痛。此外，颈椎神经根受压或受损也可能导致头痛。颈椎病还可能引起颈动脉供血不足，从而导致头痛和眩晕等症状。

因此，如果头痛伴随颈部疼痛、肩部疼痛等症状，建议及时就医进行检查和治疗。医生可能会进行颈椎X线、CT或MRI等检查来确定是否存在颈椎问题，并制定相应的治疗方案。同时，保持良好的生活习惯和正确的姿势也有助于预防和缓解颈椎问题。

第二章　躯干及四肢痛

第一节 | 颈肩部疼痛

一、常见病因

1. **颈部病变**　颈椎病、椎管外软组织慢性劳损、颈椎骨折、寰枢椎半脱位、急性化脓性感染、颈部结核、良性骨肿瘤及肿瘤样疾病、原发恶性骨肿瘤、骨转移性肿瘤、颈椎椎管内肿瘤、颈部外周神经肿瘤和颈脊髓空洞综合征等。

2. **肩部病变**　肩关节周围骨折、肩峰撞击、肩袖损伤、肩关节周围炎、肩关节感染及肿瘤等。

二、临床表现

1. **疼痛** 隐约的持续性疼痛，有时也会突然发作，尤其在头部或手臂转动时，常伴头痛、麻木。

2. **僵硬** 颈部和肩膀周围的肌肉感觉僵硬，不易活动。

3. **其他症状** 如疼痛致失眠和精神紧张。

三、鉴别诊断

1. "红旗"疾病

(1)有外伤史者要警惕颈椎骨折或寰枢椎半脱位。

(2)发热、局部红肿热痛，需考虑急性感染(尤其是咽后壁脓肿等);伴有低热盗汗要除外结核感染。

(3)疼痛在夜间加剧需警惕脊柱、脊髓原发性或者转移性肿瘤。

(4)急性左肩放射样痛,需高度警惕冠心病、心绞痛的发生。

2. **常见病** 如颈椎退行性变、椎间盘突出、慢性损伤、肌肉痉挛、落枕等。慢性损伤、肌肉痉挛和落枕常见于长期伏案工作者或睡姿不正确者。颈椎间盘突出可伴上肢放射痛、麻木、乏力,病情严重者出现步态不稳、踩棉花感等症状。

3. **少见病或者全身性疾病的局部表现** 颈脊髓空洞综合征、风湿热、类风湿关节炎、强直性脊柱炎、带状疱疹等，必要时需要多学科专家联合诊断。

4. 心因性疼痛　反复就医检查均未见器质性疾病，就医时表现出强烈的情感色彩，不同时间段疼痛部位多变。

四、治疗

1. 适当活动　软组织损伤者在注意休息好的同时适当活动，放松肌肉，在医师指导下适当活动颈椎，避免诱发症状的姿势及动作。

2. 局部用药　疼痛部位可外敷非甾体抗炎药（NSAIDs）如氟比洛芬凝胶贴膏。

3. 口服 NSAIDs　塞来昔布 200mg/ 次，每日 1 次，或者依托考昔 60mg/ 次，每日 1 次。

4. 康复治疗　在康复医师指导下按摩、理疗等。

五、转诊指征

1. 疑似外伤、骨折或急性冠心病者，应立即安排转诊上级医院。

2. 社区就诊经评估后需要介入、手术治疗者。

3. 在社区经过 1~2 周的规范治疗后，疼痛评分仍大于 3 分者，应及时转上级医院诊治。

4. 上级医院手术后康复或上级医院初诊明确治疗方案后，可转诊至社区进行序贯治疗及影像学复查和疾病评估。

第二节 | 胸背部疼痛

一、常见病因

1. **胸椎骨质损害** 包括胸椎骨折、胸椎结核、胸椎畸形、胸椎间盘突出、胸椎黄韧带骨化、胸椎原发或转移性肿瘤。

2. **胸椎椎管内病损** 主要包括椎管内良性或恶性肿瘤。

3. **椎管外软组织损害** 包括胸背部肌肉、韧带、筋膜炎等软组织损伤。

4. **全身免疫或代谢性疾病累及胸椎** 包括类风湿关节炎、强直性脊柱炎、骨质疏松症等。

5. **脏器缺血、炎症或损伤** 急性冠脉综合征、心肌缺血或心肌梗死、主动脉夹层、肺栓塞、胆囊炎、反流性食管炎等。

二、临床表现

根据病因不同,胸背痛临床表现可有明显差异。局限性病变多表现为局部肌肉紧张、局部压痛和活动受限。强直性脊柱炎等全身性疾病还有背部僵直、活动受限的症状。骨质疏松的疼痛以腰背部疼痛多见,也可出现全身弥散性疼痛,没有固定的痛点,并在姿势改变、负重及活动时加重。

三、鉴别诊断

1. "红旗"疾病

(1)近期有跌倒或撞击史,应怀疑有无胸椎骨折。

(2)如果胸背痛伴有低热、夜间出汗等病史,则要排除胸椎结核及其非特异性感染等疾病。

(3)如果患者胸背部有持续夜间痛,则要高度警惕胸椎管内外肿瘤的可能性。

2. 内脏源性胸背痛
特点是定位模糊,多有牵涉痛。①心绞痛、心肌梗死可引起以左侧肩背部为主的放射性疼痛,同时伴有胸痛,易于鉴别;②胆囊炎可引起右肩部和右肩胛骨下角等部位的放射性疼痛,同时出现右上腹剧痛或绞痛、恶心呕吐、畏寒、寒战、发热等;③胰腺病变也会引起左肩、胸腰背放射痛,同时伴有腹痛。

3. 根据神经症状鉴别
常表现为肋间神经痛、胸背痛、对应脊髓节段平面以下感觉减退、步态不稳、下肢无力、下肢放射痛等。常与腰椎、颈椎相关疾病鉴别困难,必要时需完善胸椎 MRI 明确诊断。

4. 根据畸形鉴别
儿童和青少年胸背痛的常见原因包括特发性脊柱侧凸、先天性脊柱侧凸、神经肌肉性脊柱侧凸。中老年人胸背痛的常见原因包括退变性脊柱侧凸、椎体骨折后畸形愈合、前突后突畸形。

四、治疗

1. **休息及制动**　注意避免做诱发症状的姿势及动作。

2. **局部治疗**　外敷 NSAIDs 等，可尝试轻柔按摩、理疗等措施。

3. **口服药物**　NSAIDs 和 / 或肌肉松弛药物。

4. **对因治疗**　骨质疏松症应给予正规抗骨质疏松治疗，如阿仑膦酸钠维 D_3 70mg/ 次，每周 1 次；碳酸钙 D_3 1 粒 / 次（1.5g/ 粒），每日 1 次；阿法骨化醇 0.25μg/ 次，每日 1 次。

5. **缓解期康复训练**　如椎旁肌力量锻炼，可采取蛙泳、骑车、平板支撑、三点支撑、五点支撑、倒走等。

五、转诊指征

1. 确诊或疑似"红旗"疾病应立即转诊至上级医院。

2. 在社区经过 1～2 周的规范治疗后，疼痛评分仍大于 3 分者，应及时转上级医院诊治。

3. 上级医院手术后康复或上级医院初诊明确治疗方案后，可转诊至社区进行序贯治疗及影像学复查和疾病评估。

第三节│腰臀部疼痛

一、常见病因

1. **软组织损伤** 急性腰扭伤、腰背肌筋膜炎、第三横突综合征、臀部肌筋膜炎、臀上皮神经炎和梨状肌综合征等。

2. **关节退行性变、炎性或代谢性疾病** 包括骶髂关节和髋关节的病变、椎间盘源性和关节突源性腰痛、股骨头坏死。腰椎结核、腰椎非特异性感染、强直性脊柱炎、骨质疏松症等。

3. 脊柱和脊髓、骨盆、髋关节周围肿瘤等。

二、临床表现

腰臀部疼痛局限性病变多呈局部肌肉紧张、局部压痛和活动受限，炎性病变时局部可有红肿且有发热的症状。全身性疾病如骨质疏松可表现出腰部疼痛，但患者多主诉全身多处弥散性疼痛。

三、鉴别诊断

1. **"红旗"疾病** 采集病史时不应遗漏是否有外伤、发热及是否有夜间疼痛加重等病史。

（1）活动时扭到腰部，突然站起致腰痛应怀疑腰椎骨折，尤其是有骨质疏松的老年人。

(2)腰臀痛伴有低热、夜眠出汗等病史,要排除腰椎结核及腰椎非特异性感染等疾病。

(3)腰臀部疼痛夜间重于白天,甚至疼痛难以入眠,则要高度警惕脊柱、脊髓肿瘤或骨盆肿瘤的可能性。

2. 脏器源性腰臀痛

(1)泌尿系统来源的腰痛可有肾区或输尿管走行区的压痛、叩击痛,可放射至腹股沟及睾丸,伴有腹胀、血尿等表现。

(2)直肠病变如痔疮、肛周脓肿等疾病几乎总是伴有排便异常。

(3)对于女性,则需排除妇科疾病引起的腰痛,如痛经、盆腔炎等。

3. 按发病年龄鉴别

(1)儿童和青少年:多见先天性畸形,如隐性脊柱裂、移行脊椎和姿势性的疾病如腰椎侧弯等。

(2)青壮年:常见损伤性疾病如腰肌劳损、腰扭伤、腰椎间盘突出症等,以及免疫系统方面的疾病如强直性脊柱炎等。

(3)中老年:常见原因主要是退行性改变,如腰椎增生性脊柱炎、腰椎管狭窄症、骨质疏松症、腰椎压缩性骨折等。

4. 按神经受累机制鉴别

(1)疼痛部位较固定,常局限于一处并沿受累神经根分布区放射,性质如刀割针刺或烧灼样,常呈间歇性发作,在用力咳嗽或打喷嚏时加重或诱发,常见于腰椎间盘突出症。

(2)神经干性疼痛是指股神经及坐骨神经等在其经行的纤维骨性管道上受到不同原因的卡压而产生疼痛,症状常不如神经根性疼痛剧烈,但疼痛范围较神经根性疼痛更弥散。

四、治疗

1. **休息**　避免诱发症状的姿势及动作,避免腰部过度负重。

2. **外用药**　疼痛局部外敷 NSAIDs 等,辅以轻柔按摩、理疗等措施。

3. **口服药物**　NSAIDs 和 / 或肌肉放松药物等。

4. **短时间制动**　使用腰托或支具来限制腰部的过度活动,可用于腰肌扭伤、腰椎节段性不稳、退变性腰椎侧弯。但腰托使用时间不宜过长,以防止肌肉萎缩。

5. **骨质疏松症**　正规抗骨质疏松治疗。

6. 症状缓解期进行腰背肌力量锻炼,可采取蛙泳、倒走、燕子飞、三点支撑、五点支撑等。

五、转诊指征

1. 疑似"红旗"疾病应立即转诊至上级医院。

2. 在社区经过 1～2 周的规范治疗后，疼痛评分仍大于 3 分者，应及时转上级医院诊治。

3. 上级医院手术后康复或上级医院初诊明确治疗方案后，可转诊至社区进行序贯治疗及影像学复查和疾病评估。

第四节 | 上肢痛

一、常见病因

1. **慢性损伤**　肌腱、腱鞘和滑囊处微小创伤、过度使用等原因引起炎性改变导致疼痛。

2. **神经卡压**　腕管综合征、肘管综合征、尺管综合征、胸廓出口综合征等。

3. **急性损伤**　急性上肢骨折、关节脱位等。

4. **关节退变**　指间关节的末节指骨和中节指骨基底结构退化破坏的过程中伴疼痛症状。

5. **肿瘤**　手部及上肢的滑膜肉瘤、骨肉瘤、横纹肌肉瘤等。

6. **感染性疾病**　关节、皮肤感染。

二、临床表现

1. **肩手综合征**　肩部疼痛，向上肢、手部放射，手指触痛、肿胀、僵硬、颜色改变、肌肉萎缩、屈曲畸形、挛缩。

2. **颈肋综合征**　由肩胛区向臂内侧和手掌尺侧放射痛。早晨较轻，傍晚加剧。头转向患侧、患肢受牵、直伸外展、负重及活动时可诱发疼痛或使疼痛加剧，上肢内收屈肘及休息后疼痛减轻。

3. **肋锁综合征**　前臂尺侧产生放射性疼痛，压肩时疼痛加重，耸肩时减轻。

4. **喙突下胸小肌综合征**　尺、桡、正中神经受压征象和锁骨下静脉回流障碍，多于上肢外展过度时发生。

5. **摩擦性尺神经炎**　前臂及手的尺侧呈放射性疼痛，相应区域内感觉减退、运动障碍。叩击尺管部、前臂及手有麻痛感。

6. **腕管综合征**　桡侧三个半手指疼痛或麻痛，感觉过敏或减退，大小鱼际肌萎缩，蒂内尔（Tinel）征阳性，垂腕试验阳性。

三、鉴别诊断

1. **"红旗"疾病**

（1）骨关节化脓性感染：起病急，局部疼痛、肿胀、活动受限，关节屈曲，伴发热等症状。

（2）慢性感染：症状不典型，应与结核、类风湿关节炎及肿瘤相鉴别。

(3)有持续夜间明显疼痛:需要警惕上肢骨与软组织肿瘤的可能性。

2. 结合疼痛部位

(1)肩部疼痛:首先考虑肩关节周围炎、肩袖损伤等。

(2)肘后疼痛:首先考虑尺骨鹰嘴滑囊炎,肘关节外侧疼痛首先考虑肱骨外上髁炎。

(3)桡骨茎突部隆起或疼痛:考虑桡骨茎突腱鞘炎。

(4)沿神经支配区域疼痛:考虑神经卡压。

3. 结合发病年龄和职业

(1)肩关节周围炎:多见于50岁左右的中老年人。

(2)肱骨外上髁炎:常见于长期反复进行手、腕活动者,比如从事家务较多的家庭主妇。

(3)桡骨茎突腱鞘炎:常见于从事手工操作的中青年女性。

(4)桡骨小头半脱位者:一般为5岁以下儿童。

4. 非上肢疾病引起的上肢痛　神经根型颈椎病伴颈部疼痛、上肢无力和感觉异常等,可通过颈椎MRI鉴别。

5. 全身性疾病表现为上肢疼痛　类风湿关节炎表现为游走性关节痛、肿胀、活动受限,常伴有晨僵,多累及肘关节、手部小关节。

四、治疗

1. **祛除诱因** 慢性劳损引起的疾病应注意减少诱发症状的活动。

2. **局部治疗** 外敷止痛 NSAIDs 等。

3. **口服药物** 如 NSAIDs，亦可口服肌肉松弛药物。

4. **理疗与康复训练** 如粘连松解等。桡骨小头半脱位者应及时手法复位。周围神经卡压时避免使神经处于紧张的体位。

五、转诊指征

1. 疑似"红旗"疾病者，应立即转诊至上级医院。

2. 在社区经过 1~2 周的规范治疗后，疼痛评分仍大于 3 分者，应及时转上级医院诊治。

3. 上级医院手术后康复或上级医院初诊明确治疗方案后，可转诊至社区进行序贯治疗及影像学复查和疾病评估。

科普园地

肩周炎患者自己在家里可以锻炼吗？

可以。但是在不同的时期,肩周炎患者锻炼的方法也不一样。

急性发作期明显疼痛和活动受限,持续 4 ~ 12 周。这时主要目的是让肩关节休息,可做轻微的拉伸和耸肩,但不要剧烈、大力量和大幅度。急性期后是粘连期,肩痛减轻,活动还是受限明显,病程 10 ~ 12 周。这时可以加强拉伸锻炼,如双手向前爬桌子、爬床或者将上肢与身体成一条直线拉伸等。粘连期后是缓解期,疼痛明显减轻,肩关节活动度逐渐增加,出现自愈倾向,鼓励继续做以拉伸关节为主的锻炼,不提倡吊环、吊单杠。

每日半个小时左右的锻炼,有助于维持效果。锻炼时间过长易产生肩关节周围肌肉疲劳感。注意循序渐进,避免出现肩关节周围软组织拉伤。

第五节 | 下肢痛

一、常见病因

1. **下肢神经肌肉系统疾病**　腰椎间盘突出症、腰椎滑脱、梨状肌综合征、腰椎管狭窄、脊柱脊髓肿瘤、股神经疼痛综合征、踝管综合征等。

2. **下肢骨关节疾病**　髋关节、膝关节、足踝关节等退变性骨关节炎，髌骨软化，膝关节韧带及半月板损伤。

3. 血管源性病因 下肢深部血管血栓形成、全身性血管炎及代谢相关疾病，如糖尿病等。

4. 其他 下肢感染、肿瘤等。

二、临床表现

局限性病变多呈局部肌肉紧张、局部压痛和活动受限，炎性病变时局部可有红肿且发热的症状。全身性疾病如骨质疏松可表现出腰部疼痛，但患者多主诉全身多处弥散性疼痛。下肢血管闭塞性病变可伴有间歇性跛行。

三、鉴别诊断

1. "红旗"疾病 下肢骨折、感染和肿瘤等。

2. 神经相关下肢放射痛疾病 多伴下肢感觉及运动障碍，可有间歇性跛行，甚至有大小便障碍。

3. 下肢关节与软组织退变 髋、膝、踝骨关节炎，跖筋膜炎，老年女性还应考虑踇外翻等。

4. 全身性疾病的局部表现 类风湿、痛风、糖尿病足等。

四、治疗

1. 休息、制动 避免劳累及重体力活动诱发下肢痛产生，避免退变关节过度负重。

2. **局部用药** 局部外敷 NSAIDs 等。

3. **全身用药** 口服 NSAIDs 和 / 或肌肉松弛药物。神经源性下肢痛可口服甲钴胺。骨关节炎可口服硫酸氨基葡萄糖胶囊。腰椎管狭窄可口服利马前列腺素片。

4. **症状缓解期椎旁肌力量锻炼** 蛙泳、骑车、平板支撑、三点支撑、五点支撑、倒走等。髋关节骨关节炎可进行非负重臀中肌锻炼。膝关节骨关节炎可进行非负重股四头肌锻炼。

五、转诊指征

1. 疑似"红旗"疾病应立即转诊至上级医院。

2. 在社区经过 1～2 周的规范治疗后，疼痛评分仍大于 3 分者，应及时转上级医院诊治。

3. 上级医院手术后康复或上级医院初诊明确治疗方案后，可转诊至社区进行序贯治疗及影像学复查和疾病评估。

科普园地

跷二郎腿有什么不好的影响吗？

跷二郎腿并不是一种很好的坐姿。长时间保持跷二郎腿的姿势,会对脊柱造成不良影响,导致腰椎的力量下降,引起腰椎退行性病变;会导致腰椎变形、腰椎间盘突出,压迫坐骨神经;会引起腿脚麻木、行走不便、腰酸背痛等症状。经常跷二郎腿,保持一个姿势会导致足部的血液循环不好,引起下肢麻木;会出现腿脚抽筋、肌肉劳损,引起腿脚酸痛;也会导致膝关节部位的血流减弱,引起膝关节的韧带缺血、缺氧,引起退行性病变、半月板损伤;会导致局部出现关节肿胀、疼痛、麻木、积液。建议平常不要长时间跷二郎腿,要适当地变换姿势。

第三章　神经病理性疼痛

第一节 | 三叉神经痛

一、发病原因

（一）原发性三叉神经痛

原发性三叉神经痛是指三叉神经分布区内短暂的、阵发的、反复发作的电击样剧烈疼痛。发病原因目前尚不完全清楚，有以下推论和假说。

1. 微血管压迫。
2. 多发性硬化。
3. 病灶感染和牙源性病灶感染。
4. 癫痫学说。

（二）继发性三叉神经痛

1. 颅中窝或颅后窝的病变，包括鼻源性和耳源性颅底蛛网膜炎，脑血管动脉瘤及颅内肿瘤。

2. 病灶感染和牙源性病灶。

3. 头面部创伤累及三叉神经。

4. 带状疱疹累及三叉神经。

5. 其他。

二、临床表现

1. 阵发性疼痛，短暂电击样或针刺样疼痛，持续数秒到数分钟，然后迅速缓解。

2. 发作间歇期，患者无任何症状。

3. 每次发作均为单侧。

4. 疼痛发作局限于三叉神经分布区。

5. 有触发点，常因洗脸、刷牙、进食，甚至说话而触发疼痛发作。

三、实验室检查

MRI 最有价值，可以发现动脉袢侵及脑桥部位的三叉神经，还可以发现多发性硬化和少见的血管瘤或肿瘤。

四、鉴别诊断

1. **"红旗"疾病**　需警惕颅底肿瘤，如听神经瘤或其他颅内肿瘤，可能会压迫三叉神经并引起类似的疼痛。三叉神经 MRI 检查可帮助鉴别诊断。

2. **颞下颌关节紊乱** 这种疾病通常涉及下颌关节的疼痛和功能障碍，可能会放射到面部和头部，触发因素与咀嚼动作有关，如张口过大、咀嚼硬物等。

3. **牙源性疼痛** 牙齿或牙龈的问题可以导致面部疼痛，有时疼痛的位置和性质可能与三叉神经痛相似。通过口腔科检查和 X 线片可以帮助鉴别。

4. **带状疱疹后遗神经痛** 如果患者之前三叉神经分布区患过带状疱疹，并且现在有持续的面部疼痛，根据病史可鉴别。

五、治疗

原发性三叉神经痛的治疗主要是止痛。

1. **药物治疗** 卡马西平和苯妥英钠是治疗三叉神经痛最常用和有效的药物，可使 70% 的患者缓解疼痛。

(1) 卡马西平：从小剂量开始，100mg/ 次，每日 2次；以后可增加剂量，100mg/ 次，每日 3 次。需长期服用。注意定期复查血常规。老年患者服用时需注意中枢神经系统不良反应（头晕、嗜睡、共济失调等）。

禁忌证：①过敏；②房室传导阻滞；③有骨髓抑制史。

注意：严重皮肤反应包括中毒性表皮坏死松解症和 Stevens-Johnson 综合征，有致死性，服用前可行 *HLA-B1502* 基因筛查以排除发生可能。

（2）苯妥英钠：开始剂量 100mg/ 次，每日 3 次，3 周后测定血清药物浓度，调整剂量，使血药浓度达到 25μg/ml。

2. 神经阻滞治疗　可选择受累的三叉神经支末梢、三叉神经支和半月神经节进行神经阻滞治疗。

3. 微创介入治疗　包括神经射频热凝毁损、三叉神经球囊压迫术及神经调节治疗。

4. 手术治疗　包括微血管减压术。

六、转诊指征

1. 确诊或疑似"红旗"疾病应立即转诊至上级医院。

2. 在社区经过 1~2 周的规范治疗后，疼痛评分仍大于 3 分者，应及时转上级医院诊治。

3. 社区就诊经评估后需要介入、手术治疗者。

科普园地

面部疼痛都是牙痛惹的祸吗？

面部疼痛有时候让人以为是牙痛，但实际上，疼

痛的原因和治疗方法可能完全不同。下面列举一些简单的方法来区分三叉神经痛和牙痛。

三叉神经痛发作时,通常会在脸的一侧突然感到剧烈的、像是被电击一样的疼痛,这种疼痛持续的时间很短,可能几秒到几分钟。有时还会伴有面部肌肉抽搐、流泪或流鼻涕等症状。

牙痛通常集中在牙齿周围或咀嚼肌肉的地方,疼痛感觉可能是隐隐的、钝钝的或是持续性的。牙痛持续的时间比较长,从几小时到几日都有可能,而且会伴有牙龈肿胀或牙齿松动的情况。

如果不确定是三叉神经痛还是牙痛,最好及时去医院找医生看,以得到正确的诊断和有效的治疗。

第二节 | 带状疱疹神经痛

一、发病原因

水痘 - 带状疱疹病毒(VZV)是一种具有亲神经、亲皮肤特性的病毒,它感染人体后,长期潜伏在脊神经后根的神经节或视神经、三叉神经的神经节细胞。患者平时无任何症状,当机体抵抗力下降时,便激活VZV,在受侵害的神经节内大量复制而发病,造成背根神经节的急性出血性坏死、神经元缺失、外周神经轴突的局灶性脱髓鞘。

二、临床表现

1. **先兆期** 1~10日，疼痛、不适、局部感觉异常（瘙痒、麻刺感、疼痛）。

2. **皮损期** 2~4周，疱疹一般为单侧性、沿周围神经分布，表现为红色丘疹，逐渐发展为成簇的水疱，直至瘢痕、色素沉着。一般伴有神经痛1~2个月。

皮疹一般分布于头面部、颈项部、胸背部、腰腹部、骶尾部、下肢，表现为不规则红斑或粟粒样红疹，短期内可融合成表面发亮的水疱。疼痛是必然出现的症状，可出现在皮疹出现前7~10日，也可与皮疹同时出现。疼痛可呈持续性或间断性，患者常主诉呈"过电样""火烧样""绷紧样"，局部皮肤处于极度过敏状态，轻微的触碰即可引起剧烈疼痛。

3. **后遗神经痛** 皮疹已愈合后1个月，疱疹区域仍有持续性、长期的疼痛。

三、鉴别诊断

1. **"红旗"疾病**

（1）近期疼痛突然加重或有跌倒、撞击史,应怀疑有无骨折。

（2）如果患者疼痛位置有变化或持续加重，则要高度警惕椎管内外肿瘤的可能性。

2. 与其他类型的神经痛鉴别

(1)特殊部位的神经痛:如三叉神经痛、舌咽神经痛等;根据神经支配的感觉区域及运动功能相鉴别。

(2)外周神经病变:如糖尿病周围神经病变,糖尿病患者可能会出现肢体末端的麻木、刺痛或疼痛;其他代谢性疾病或维生素缺乏导致的神经病变,如维生素 B_{12} 缺乏等。

四、治疗

(一) 急性期

1. **抗病毒** 阿昔洛韦 800mg/ 次,每 6 小时 1次,或伐昔洛韦 300mg/ 次,每日 2 次,口服,连续 7 ~ 10 日。

2. **营养神经** 甲钴胺片 500mg/ 次,每日 3 次;维生素 B_1 10mg/ 次,每日 3 次;呋喃硫胺片 10mg/ 次,每日 3 次,口服。

3. **消炎** 建议皮肤疱疹严重的患者 1 ~ 2 周内行选择性神经根、硬膜外或感觉神经节糖皮质激素注射,不能注射达到神经节的患者可以全身使用糖皮质激素。

4. **对症止痛**

(1)药物止痛:NSAIDs 塞来昔布 200mg/ 次,每日 2 次,口服(注:磺胺药物过敏者禁用);中重度止痛药

曲马多 50 ~ 100mg/ 次，每日 2 次，口服；氨酚羟考酮
0.5 粒 / 次，每日 2 次，口服。

注：老年患者使用曲马多和氨酚羟考酮时，剂量
酌减，或初始从小剂量开始。

（2）抗惊厥药：加巴喷丁 300 ~ 600mg/ 次，每日 3
次，口服；或普瑞巴林 75 ~ 150mg/ 次，每日 2 次，口服。

注：老年患者使用时从小剂量开始，如无明显头
晕可逐渐增加剂量。

（二）后遗神经痛期

1. 药物治疗

（1）三环类抗抑郁药：阿米替林 25 ~ 75mg/ 次，
每日一次，口服，从小剂量开始，逐渐加量。

（2）抗惊厥药：加巴喷丁 300 ~ 600mg/ 次，每日 3
次，口服；或普瑞巴林 75 ~ 150mg/ 次，每日 2 次，
口服。

注：老年患者使用时，从小剂量开始，无明显头晕
逐渐增加剂量。

（3）选择性 5- 羟色胺再摄取抑制药：帕罗西汀
20mg/ 次，每日 1 次，口服。

（4）中重度止痛药：曲马多 100 ~ 200mg/ 次，每
日 2 次；或氨酚羟考酮 0.5 粒 / 次，每日 2 次，口服。

注：老年患者在使用曲马多和氨酚羟考酮时，剂
量酌减，或初始剂量从小剂量开始。

（5）局部外用药：5% 利多卡因贴剂，0.025% 辣椒

素软膏等。

2. 微创介入治疗　神经脉冲射频治疗或神经调节治疗。

3. 经皮神经电刺激治疗（TENS）　根据中枢抑制机制，加强皮肤、神经的直接电刺激，增加感觉传入，可增强抑制而减轻疼痛。

五、转诊指征

1. 确诊或疑似"红旗"疾病应立即转诊至上级医院。

2. 头面部（尤其是眼部）、臂丛神经支配区及会阴部带状疱疹患者。

3. 带状疱疹急性期疼痛剧烈且影响夜间睡眠、疱疹多，皮损范围广、水疱持续时间长的患者。

4. 带状疱疹发病时合并有恶性肿瘤、应用免疫抑制剂、糖尿病及免疫功能障碍的患者。

5. 在社区经过 1～2 周的规范治疗后，疼痛评分仍大于 3 分者，应及时转上级医院诊治。

6. 社区就诊评估后需要微创介入治疗者。

科普园地

得了带状疱疹，为什么皮肤好了还是疼？

带状疱疹是由水痘 - 带状疱疹病毒引起的一种疾病。带状疱疹患者身体的一侧会长出红色的小水疱，并且会很疼。这种病毒会伤害神经，所以，就算皮肤上的水疱干了、结痂了，看起来似乎好了，但如果被病毒伤到的神经还没恢复好，疼痛还是会继续。

如果皮肤上的疱疹已经好了，但一个月后患过疱疹的地方还是疼，这种疼痛就叫作带状疱疹后神经痛。这是带状疱疹最容易出现的问题之一。

带状疱疹后神经痛的疼痛感觉每个人都不一样，有的人可能只是觉得有点不舒服，而有的人可能会疼得很厉害。治疗这种疼痛的方法有很多，比如吃药、进行神经阻滞或神经调控治疗等，但每个人的效果可能会不一样。

如果你得了带状疱疹后神经痛，最好咨询医生，找到适合的治疗方法。

第三节 | 糖尿病性神经痛

一、发病原因

糖尿病是糖尿病性神经痛（DPN）的根本原因，主要是因为糖代谢障碍和微血管病变，引起周围神经节段性脱髓鞘，滋养血管的中外膜肥厚、玻璃样变性。

以周围神经病变最多见,也可表现为自主神经和脑神经病变。

二、临床表现

1. 慢性发病。

2. 发病初期可表现为四肢的麻木蚁行感,逐渐发展为双手或双足对称自发的烧灼样疼痛或刺痛,夜间安静寒冷时疼痛加重。

3. 也可出现胃肠道功能紊乱,体位性低血压、阳痿、早泄和月经紊乱等自主神经病变。

三、临床分类

1. 远端对称性多发性周围神经病。

2. 糖尿病自主神经病。

3. 糖尿病单神经病或多发单神经病。

4. 糖尿病神经根神经丛病,也称糖尿病性肌萎缩或痛性肌萎缩,为少见的糖尿病并发症。

5. 其他糖尿病相关周围神经病。

四、体格检查

1. **感觉检查**　应仔细检查患者有无振动觉、痛觉、触压觉、温度觉减退以及痛觉过敏,糖尿病性神经痛的感觉障碍通常以下肢远端更为明显,严重者可有感觉共济失调。

2. **运动检查** 患者可有足部或手部小肌肉的无力和萎缩，但通常出现较晚。

3. **腱反射检查** 通常可出现腱反射减低或消失，尤以跟腱反射为著，是诊断糖尿病性神经痛的主要体征之一。

4. **自主神经功能检查** 注意有无足部皮肤发凉、干燥以及变薄、溃疡，注意患者卧位和立位的血压和心率变化等。

五、实验室检查

神经电生理检测对早期诊断本症有重要价值。

六、鉴别诊断

1. **与其他类型周围神经病变鉴别** 如酒精性神经病变，长期饮酒可导致周围神经损伤，引起神经病变；营养不良性神经病变，维生素缺乏（如维生素 B_{12} 缺乏）导致神经病变；药物引起的神经病变，如抗 HIV 药物齐多夫定、化疗药物紫杉醇等长期使用可导致神经病变。

2. **与自身免疫性疾病引起的神经病变鉴别** 如吉兰 - 巴雷综合征急性发作的周围神经病变，后续可快速进展为肌肉无力。

3. **与其他内分泌或代谢性疾病引起的神经病变鉴别** 如甲状腺功能亢进或减退，因甲状腺功能异常导致神经病变。

七、治疗

1. **病因治疗** 积极有效控制糖尿病是治疗本症的根本。

2. **药物对症治疗**

(1)营养神经:大剂量 B 族维生素口服或肌内注射,维生素 B_1 或 B_6,10~20mg/ 次,每日 3 次,口服;甲钴胺,肌内注射,500mg/ 次,每日 1 次,或甲钴胺,口服,500mg/ 次,每日 3 次。

(2)抗氧化应激:α- 硫辛酸,0.2mg/ 次,每日 3 次,口服。

(3)改善微循环:己酮可可碱,0.2~0.4g/ 次,每日 2 次或每日 3 次,口服;或贝前列素钠片,40μg/ 次,每日 3 次,口服(有出血倾向的患者禁用)。

(4)改善代谢紊乱:醛糖还原酶抑制剂依帕司他片,50mg/ 次,每日 3 次,口服。

(5)必要时辅以止痛药、三环类抗抑郁药或抗惊厥药以缓解疼痛。曲马多100~200mg/次,每日 2 次,或氨酚羟考酮 0.5 粒 / 次,每 6~8 小时 1 次,口服;阿米替林 25~75mg/ 次,每日 1 次,口服;加巴喷丁300~600mg/ 次,每日 3 次,或普瑞巴林 75~150mg/ 次,每日 2 次,口服。

注:老年患者用药时,剂量酌减,或初始从小剂量

开始,逐渐加量调整。

3. **其他对症治疗** 包括经皮神经电刺激疗法
(TENS)及理疗、针灸按摩等。

八、转诊指征

1. 在社区经过 1～2 周的规范治疗后,疼痛评
分仍大于 3 分者,应及时转上级医院诊治。

2. 感觉异常(如麻木、刺痛)、肌力减退等症
状不断恶化或出现新的神经功能缺损,如步态不稳
或精细动作能力下降。

3. 需要进行进一步神经电生理检查(如神经传
导速度测试、肌电图)以明确诊断。

4. 社区就诊经评估后需要介入、手术治疗者。

第四节 | 复杂区域性疼痛综合征

一、临床分型

Ⅰ型复杂区域性疼痛综合征(反射性交感神经营
养不良)。

Ⅱ型复杂区域性疼痛综合征(灼性神经痛)。

二、发病原因

1. **损伤** 关节扭伤脱位或骨折，甚至微小的切割伤、刺伤。

2. **医源性损伤** 某些手术或检查、注射引起的神经损伤等。

3. **疾病与其他** 各种涉及神经系统、血液循环系统及软组织的慢性疾病和失调也可诱发反射性交感神经营养不良。

三、临床表现

1. **自发性疼痛** 多发生于手足等肢体部位。疼痛性质可以是灼痛、酸痛、挤压痛、撕裂样痛等多种描述，疼痛程度不一，严重者可到不能耐受的程度，夜间加重。可伴有痛觉过敏或痛觉超敏。

2. **自主神经功能紊乱** 可表现为血管收缩，皮肤苍白或发绀、发凉，也可表现为血管扩张，导致肢体发热、红斑，并常出现明显肿胀或出汗异常。随着病程的发展，逐渐发生营养不良，包括皮肤增厚、指甲增厚变脆、肌肉萎缩、骨质脱钙等。

3. **运动功能失常** 肌肉僵硬，影响日常生活。

四、鉴别诊断

1. 血管疾病

(1)雷诺病为血管反应性疾病,通常由寒冷或情绪紧张等因素触发,导致末梢血管收缩,从而引起手指或脚趾的皮肤颜色先变白,然后变蓝,最后恢复为红色,诊断基于典型的颜色变化模式。

(2)血栓闭塞性脉管炎是一种血管炎症性疾病,主要影响中小动脉和静脉,尤其是下肢。吸烟被认为是主要危险因素,诊断主要基于临床表现,特别是吸烟史、间歇性跛行、静息痛、动脉搏动减弱或消失等特征。

2. 自身免疫性疾病
系统性红斑狼疮为一种自身免疫性疾病,可影响多个器官,包括皮肤、关节和神经系统。鉴别诊断主要基于详细的病史、体格检查及实验室检测,如抗核抗体(ANA)、抗双链DNA抗体、补体水平(C3/C4)等测试可有助于诊断。

五、治疗

1. 交感神经阻滞
包括颈、腰交感神经阻滞,可以改善肢体的交感神经活性,缓解症状疼痛。

2. 口服药物治疗

（1）NSAIDs。

（2）糖皮质激素：泼尼松 60 ～ 80mg/ 次，晨间 1 次服用，每 2 ～ 4 日逐渐减量 10 ～ 20mg/ 次，至 5mg/ 次维持剂量，持续数周，可以缓解关节僵硬及疼痛。

（3）钙通道阻滞剂：尼莫地平 10 ～ 30mg/ 次，每日 3 次，口服。

（4）三环类抗抑郁药：阿米替林 25 ～ 75mg/ 次，每日 2 次，口服。

（5）抗惊厥药：加巴喷丁或普瑞巴林。

（6）止痛药：曲马多或氨酚羟考酮。

3. 功能锻炼及康复理疗。

4. 刺激调节神经功能　脊髓电刺激（SCS）植入。

六、转诊指征

1. 在社区经过 1 ～ 2 周的规范治疗后，疼痛评分仍大于 3 分者，应及时转上级医院诊治。

2. 疼痛、肿胀、皮肤变化、运动障碍等临床表现显著，或这些症状持续恶化。

3. 社区就诊经评估后存在显著的心理健康问题，如抑郁、焦虑或创伤后应激障碍。

第五节 | 截肢后幻肢 / 残肢痛

一、临床分类

1. **残肢痛** 指截肢后所产生的断（残）端疼痛。

2. **幻肢痛** 指患者在截肢后感到已被截除的肢体仍完整存在，且幻肢处于某种强迫体位或痉挛性抽搐而产生疼痛。

二、发病机制

发病机制尚不清楚。目前较明确的是截肢部位的神经损害，包括截肢残端的神经瘤或瘢痕组织压迫神经，导致神经系统内结构变化和化学变化，可能和感觉传入的各个环节的发生变化有关，如外周感受器、感觉传入纤维、脊髓传导通路、丘脑甚至大脑皮层出现改变，同时幻肢痛与患者的心理因素密切相关。

三、临床表现

残肢痛和幻肢痛可以在截肢术后即刻出现，也可以数月甚至数年后出现。

疼痛可以有各种表现，阵发性发作，常被描述为刀割样、针刺样、搏动性、烧灼样、钻孔样疼痛或拽紧样、压迫样疼痛等。

疼痛往往在夜间安静时发作剧烈，疼痛程度随着病情的发展可以逐渐加重，呈现爆发样发作。

情绪激动、天气变化或其他各种外界刺激可以诱发或加重疼痛发作。

四、鉴别诊断

1. **复杂区域性疼痛综合征（CRPS）** 也称为反射交感神经营养不良（RSD）。CRPS 是一种以持续性剧烈疼痛、肿胀和皮肤变化为特征的病症，可能影响到肢体的一部分。截肢后，CRPS 也可能发生在残肢上。

2. **慢性肌肉骨骼疼痛** 肌肉骨骼系统的问题，如关节炎或其他炎症性疾病，也可以导致疼痛。在截肢后，任何剩余的肌肉或关节都可能成为疼痛的原因。

3. **心因性疼痛** 疼痛可能由心理因素引起，如抑郁、焦虑或其他精神健康问题。在某些情况下，这些心理状态可能导致患者体验到明显的疼痛感。

五、治疗

明确神经瘤或瘢痕的患者，可以行神经阻滞治疗以松解瘢痕或神经瘤毁损。也可行手术治疗，瘢痕或神经瘤切除、残端探查修复术。但神经瘤容易复发，手术治疗也是缓解症状。

疼痛轻微或无明显神经瘤发现，可用 NSAIDs/ 中度止痛药(曲马多、可待因)和抗惊厥药对症治疗。

六、转诊指征

在社区经过 1 ~ 2 周的规范治疗后,疼痛评分仍大于 3 分者,应及时转上级医院诊治。

第六节 | 神经损伤后神经痛

一、临床分类

神经损伤包括中枢神经损伤和外周神经损伤。

二、发病原因

(一) 中枢神经损伤的常见原因

1. 脑和脊髓的血管疾患,如栓塞、出血和先天性畸形。

2. 多发性硬化症。

3. 创伤性脊髓损伤。

4. 创伤性脑损伤。

5. 脊髓空洞症、延髓空洞症。

6. 肿瘤、脓肿。

7. 中枢的炎性损害。

8. 癫痫、帕金森病。

（二）外周神经损伤的常见原因

往往有明确的外周神经损伤病史（外伤或手术），与损伤的外周神经支配区域相符合的部位出现疼痛，如截肢后的神经痛、臂丛神经损伤后疼痛等，有时外周神经痛的形成也有中枢机制的存在。

三、临床表现

（一）疼痛部位

中枢性疼痛可以分布于全身、偏身或下半身，也可仅累及一侧手或一侧面部。

1. **卒中** 躯体的一侧，一侧的上肢或下肢，一侧肢体与对侧的面部。

2. **多发性硬化** 躯体下半部，对侧或双侧下肢，单侧上下肢，三叉神经痛。

3. **脊髓损伤** 受伤部位以下躯体，躯体下半部或一侧下肢。

4. **脊髓空洞症** 单侧上肢和／或胸部，躯体上半部和一侧下肢。

（二）疼痛性质

中枢性疼痛患者之间有很大差异，如刀割样、烧灼样、针刺样以及放射状和痉挛性疼痛。疼痛程度不一，随着病程发展疼痛逐渐加重。

外界刺激（皮肤刺激、噪声、强光等），身体活动或体位改变，内在刺激（膀胱胀满）均可使疼痛加重。

常伴有感觉异常，如病变部位麻木、感觉过敏和异常性疼痛。

病变部位多伴有交感性营养障碍，如皮肤结构、温度和肤色的变化。

四、鉴别诊断

1. **纤维肌痛** 疼痛通常分布在全身多个部位，为弥漫性、对称性，通常影响颈部、肩部、背部、臀部及四肢，有时可伴随睡眠障碍、头痛等症状。体检时可查到有特定的肌肉压痛点。电生理检查、影像学检查通常无特异性发现，可与神经损伤后神经痛相鉴别。

2. **药物引起的神经病变** 如抗 HIV 药物齐多夫定、化疗药物紫杉醇等长期使用可导致神经病变。

3. **自身免疫性疾病** 如吉兰-巴雷综合征急性发作的周围神经病变，后续可快速进展为肌无力。

五、治疗

中枢神经损伤后疼痛没有明确有效的治疗方法。

1. **药物治疗**

(1)抗抑郁药:阿米替林 25～75mg/ 次，每日 1 次，口服。

(2)抗惊厥药:加巴喷丁 300～600mg/ 次，每日 3

次；或普瑞巴林 75 ～ 150mg/ 次，每日 2 次，口服。

（3）镇痛药：曲马多 100 ～ 200mg/ 次，每日 2 次；或氨酚羟考酮 1 粒 / 次，每 6 ～ 8 小时 1 次，口服（吗啡类药物效果较差）。

2. **刺激调节神经功能**　脊髓背侧柱刺激或脑深部刺激。

3. **手术**　脊神经切断术、交感神经阻滞术。

六、转诊指征

在社区经过 1 ～ 2 周的规范治疗后，疼痛评分仍大于 3 分者，应及时转上级医院诊治。

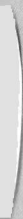

第四章 癌性疼痛

第一节 | 概述与分类

一、概述

癌性疼痛指由恶性肿瘤引起的疼痛,包括肿瘤治疗过程中引起的疼痛。癌性疼痛除了是肿瘤本身或者治疗肿瘤的手术、放化疗等导致的组织损伤外,还是一种主观症状,一种不愉快的感觉和情绪、情感体验。常见的病因为肿瘤侵犯或压迫神经根、神经干、神经丛或中枢神经(脑和脊髓);侵犯内脏或骨骼;侵犯或堵塞脉管系统;肿瘤引起局部坏死、溃疡、炎症等。癌性疼痛是一种机制独特而复杂的慢性疼痛,它既具有炎性疼痛和神经病理性疼痛的特征,又与他们有所区别。

癌性疼痛是造成癌症患者痛苦的主要原因之一。随着社会文明的进步、医学人文的发展和伦理的要求,提倡在社区和家庭给予恶性肿瘤晚期患者安宁疗护。对癌性疼痛的良好控制,可以明显提高肿瘤患者生活质量,是疼痛医学、姑息医学和安宁疗护的首要要求。

二、癌性疼痛的分类

1. 根据临床原因分类 ①癌肿本身引起的疼痛:如肿瘤的浸润、压迫、侵犯血管、神经、内脏、骨骼;皮肤或软组织的转移;颅内转移,颅内压升高等,约占 78.6%;②与癌瘤相关性疼痛:如癌性膀胱炎症,骨转移引起的病理性骨折,空腔脏器的穿孔、梗阻等,约占 6%;③与癌症治疗相关的疼痛:外科手术后引起的伤口疼痛、脏器粘连、神经损伤、截肢后的幻肢痛;化疗药物引起的静脉炎、化疗药物相关性周围神经病变、黏膜损伤等;放疗后的周围神经损伤、放射线脊髓炎等,约占 8.2%;④其他疼痛(影响患者癌性疼痛,但与癌症无关):如痛风、强直性脊柱炎、糖尿病周围神经病变等,此外社会心理因素,如焦虑、抑郁、紧张等心因性情绪也会诱发、加重疼痛,并很大程度上影响癌症引起的疼痛体验和持续时间，约占 7.2%。

2. **病理生理学机制分类** ①伤害感受性疼痛；②神经病理性疼痛。

部分癌性疼痛患者虽经长期治疗但仍没有得到理想的控制，最终发展成为难治性疼痛，其中原因十分复杂，多数为神经病理性疼痛，需仔细检查及动态评估。

第二节│癌性疼痛临床评估和疗效评估

一、癌性疼痛临床评估

癌性疼痛评估遵循常规、量化、全面、动态的原则。

1. **常规原则** 医生应常规主动询问癌症患者有无疼痛，常规评估疼痛病情。滴定过程中，应规定时间每隔数小时进行疼痛评估，直至疼痛控制达稳定状态；即使病情稳定、疼痛控制好，也应常规评估，不少于 2 次 / 月。

2. **量化原则** 使用疼痛程度评估量表等量化标准来评估患者疼痛主观感受程度。在量化评估疼痛前，应该仔细全面地对患者和主要照顾者宣教疼痛评估的具体实施方法和意义。在量化评估疼痛时，应重点评估最近 24 小时内患者最严重和最轻的疼痛程度，以及通常情况的疼痛程度。常用量表及方法：①数字评分法；②口述评分法；③面部表情评分法；④视觉模拟评分；⑤简明疼痛评估量表（见附录一）。

3. **全面原则**　对疼痛相关病情全面评估。

(1)疼痛病史：疼痛部位、牵涉痛的位置、疼痛有无放射性；疼痛强度，包括过去 24 小时基础疼痛、当前的疼痛强度、静息时和活动时疼痛强度；疼痛对活动的影响，包括对日常活动、情绪、与他人的关系、睡眠、爱好等影响；疼痛时间，包括疼痛发作时间、持续时间，持续性还是间歇性；疼痛性质；加重和缓解的因素；其他相关症状；目前的疼痛治疗计划，包括用药名称、剂量、间隔等；患者用药的依从性；目前疼痛缓解程度；药物不良反应；既往疼痛治疗情况；与疼痛相关的特殊问题，包括疼痛对患者和家属的影响、患者和家属对疼痛和疼痛用药的态度、对疼痛和疼痛表达的文化和信仰、有无精神困扰、患者对疼痛治疗的期望等。

(2)社会心理因素：有无抑郁／焦虑表现，癌性疼痛患者及家属经常合并有抑郁／焦虑状态，评估患者甚至家属的焦虑／抑郁状态是癌性疼痛治疗中的重要部分；家属和他人的支持；药物滥用史；镇痛药物使用不当或滥用的危险因素；镇痛不足的危险因素（儿童、老年、少数民族、交流障碍、药物滥用史、神经病理性疼痛、文化因素等)。

(3)既往病史：肿瘤治疗史、其他疾病、既往有无慢性疼痛；既往体格检查、实验室和影像学检查结果。

4. **动态原则** 从癌性疼痛发生直至患者死亡的过程中，应注意全程管理，为每一位患者制定个体化用药方案及评估计划，并根据需要及时调整。

二、癌性疼痛的疗效评估

根据疼痛主诉的分级，疼痛缓解效果可按以下分类。

(1)显著有效：重度疼痛减轻至轻度疼痛或以下。

(2)中度有效：重度疼痛减轻至中度疼痛。

(3)微弱有效：疼痛评分稍有减轻，但仍为重度疼痛。

(4)无效：疼痛无缓解。

安宁疗护病房应采用多项指标来评价疼痛控制总效果，如一段时间内疼痛症状得到控制的百分比，疼痛得到控制的平均时间，疼痛症状最终得到控制的百分比以及入院后患者的安睡比例等，临床工作不仅要考察癌性疼痛缓解程度，还要考察镇痛药的不良反应，如通过考察患者的日常生活、情绪、行走能力、正常工作及家务、与他人关系、睡眠及对生活的兴趣等，来综合评估患者的癌性疼痛治疗效果。

第三节 | 癌性疼痛治疗

癌性疼痛治疗是姑息和缓和医疗的重要内容,贯穿于肿瘤治疗的全过程。癌性疼痛治疗是综合性治疗,包括身(生理)、心(心理)、社(社会)、灵(灵性)四个方面。经过全面的疼痛评估,根据患者的整体综合情况选择合适的治疗方案。如患者预计生存期较长、生活质量较高,则抗肿瘤治疗是镇痛最直接和最有效的方法。如患者无法耐受积极抗肿瘤治疗或治疗失败,则应采用积极的支持治疗手段,如姑息性的手术、放化疗、骨转移治疗等。如患者已进入生命末期,则重点应在于安宁疗护,积极治疗疼痛等不适症状。通常是在社区和家庭由全科医生完成。

癌性疼痛治疗主要有药物治疗、外科治疗、中医药治疗和人文关怀等。

一、镇痛药物治疗

1. 五个主要原则

(1)无创给药:首选口服,口服给药具有以下特点。①简单经济,易于接受;②血药浓度稳定;③与静脉注射同样有效;④剂量调整方便,更有自主性;⑤不易成瘾或产生耐药性。口服障碍时,可选择纳肛或贴剂给药途径。

(2)按阶梯给药:1986年WHO正式提出癌性疼

痛三阶梯治疗原则(图 4-1)。

第一阶梯轻度疼痛:非阿片类药物,通常为 NSAIDs(氟比洛芬、布洛芬、美洛昔康、塞来昔布等)及对乙酰氨基酚等解热镇痛药。

第二阶梯中度疼痛:弱阿片类药物(曲马多、可待因等),可同时联合非甾体抗炎药。低剂量强阿片类药物可替代第二阶梯治疗。

第三阶梯重度疼痛:强阿片类药物(吗啡、羟考酮、芬太尼等)。

目前,美国国立综合癌症网络(National Comprehensive Cancer Network,NCCN)指南推荐对于中度以上疼痛患者可使用强阿片药物进行治疗。欧洲肿瘤内科学会(European Society for Medical Oncology,ESMO)指南同样建议可以采用低剂量强阿片药物与非阿片镇痛药物联合治疗轻 - 中度疼痛。此外,欧洲姑息治疗协会(European Association for Palliative Care,EAPC)也推荐对于存在轻中度疼痛的患者或者经非阿片类药物治疗无效的患者给予低剂量强阿片类药物。

(3)按时给药:按时给药而非按需给药,以维持有效血药浓度,保证疼痛连续缓解。

(4)个体化给药:不同患者对麻醉药品的疗效和副作用个体差异很大。因此,阿片类药物没有标准剂量,凡是能使疼痛缓解且不良反应可以耐受的剂量就

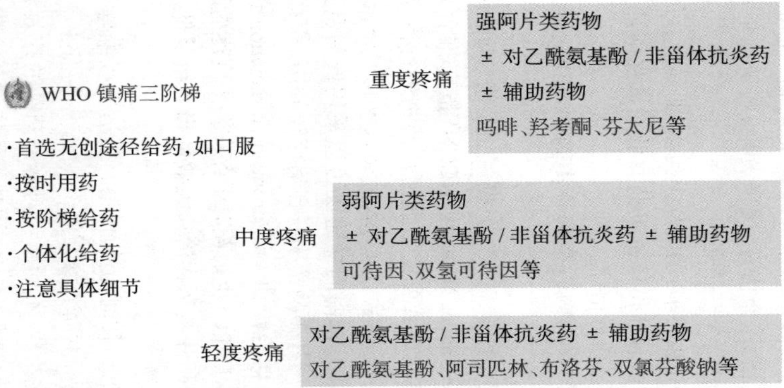

WHO 镇痛三阶梯

- 首选无创途径给药,如口服
- 按时用药
- 按阶梯给药
- 个体化给药
- 注意具体细节

轻度疼痛
对乙酰氨基酚/非甾体抗炎药 ± 辅助药物
对乙酰氨基酚,阿司匹林,布洛芬,双氯芬酸钠等

中度疼痛
弱阿片类药物
± 对乙酰氨基酚/非甾体抗炎药 ± 辅助药物
可待因,双氢可待因等

重度疼痛
强阿片类药物
± 对乙酰氨基酚/非甾体抗炎药
± 辅助药物
吗啡,羟考酮,芬太尼等

图 4-1 WHO 的癌性疼痛三阶梯药物治疗

是正确剂量,强调注意患者的实际疗效。应根据患者的疼痛强度、性质,对生活质量的影响,对药物的耐受性,使用习惯及经济承受能力,个体化选择药物,确定剂量。

(5)注意具体细节:注意观察疗效及不良反应,及时恰当地预防和处理各种不良反应,使患者获得最佳疗效和最好的耐受性。

二、介入及手术治疗

外科手术及微创介入治疗技术的开展为难治性癌性疼痛的治疗提供了一种有效的解决方案,常用技术包括自控镇痛泵术、神经毁损术、经皮椎体成形术、放射性粒子植入术和鞘内药物输注系统植入术等。应根据患者的预计生存期选择适合的治疗方式。

三、中医药治疗

中医学将癌性疼痛归于"痛症"范畴,目前多根据肿瘤血瘀、痰浊、湿热、正虚等病因,结合"不通则痛,不荣则痛"的两大基本病机辨证治疗。

目前中西医结合治疗癌性疼痛已成为一种趋势,西药疗法联合中医内外治法不仅可以缓解西药带来的副作用,如便秘、呕吐等,还能固本培元,减轻癌性疼痛,提高患者生存质量。

内治法中某些药物根据现代药理学研究表明,可以很好地起到镇痛作用。例如冰片通过特异性激活TPRN8来达到镇痛作用、乌头和乳香通过抑制热敏感的离子通道来提高痛阈。研究表明,苦参、鸦胆子等提取物具有抑制肿瘤细胞生长的功效、减轻癌性疼痛的作用。

外治法包括中药外敷、针刺治疗、艾灸治疗、穴位注射治疗、穴位敷贴治疗、埋线治疗、火针治疗、手法按摩等,以经络脏腑学为理论基础,通过刺激相应穴位,使得机体正气得以激发,脏腑经络疏通、气血流畅,从而缓解癌性疼痛症状。

四、全科人文

癌性疼痛控制是社区全科医生安宁疗护工作的重要组成部分。安宁疗护的重点是照护,对于临终者不仅仅要关注其躯体方面,更应加强社会、心理及灵性层面的关怀,通过医生、护士、康复治疗师、心理咨询师、社会工作者及志愿者等多学科多团队共同参与,帮助患者及家属做好死亡教育、心理疏导及灵性升华,做好善终工作,平静地、有准备地面对死亡。

五、药物剂量滴定

(一) 定义

将止痛药剂量(包括按时给药与必要时给药的剂量)调整到既理想止痛,副作用又无或低的水平。

（二）目的

1. 迅速进行疼痛控制。

2. 确定药物的治疗窗。

3. 避免高药物浓度的副作用。

4. 确保不同药物及剂型转换的平稳过渡。

5. 全程掌握不同剂型治疗疼痛的解救量。

（三）方法

根据欧洲姑息治疗学会（EAPC）发布的基于循证医学证据的《癌痛的阿片类药物治疗指南》，吗啡、羟考酮与氢吗啡酮的短效和长效制剂均可用于滴定。目前国内对于应用缓释药物为背景进行滴定的具体方法尚未统一。临床中，可以根据疼痛的程度、阿片类药物既往的使用情况和疼痛评估的频率等选择适宜的滴定方案，注意滴定前一定需要做好癌性疼痛的全面评估。

下面列举几种常见滴定方法。

1. 口服即释吗啡的剂量滴定（TIME 原则）流程（表 4-1）

（1）确定初始剂量（T：titrate）：即释吗啡每次 5 ~ 15mg（或前 24 小时总剂量的 10% ~ 20%)，每 4 小时一次，建议给药时间为每日 6 时、10 时、14 时、18 时、22 时，末次给药剂量应较前次增加 50% ~ 100%，以持续控制疼痛及避免夜间服药的麻烦。

（2）增加每日剂量（I：increase）：如疼痛控制不理

表 4-1　口服即释吗啡的剂量滴定流程

	初始剂量	服药 1 小时后评估疗效和副反应	后续剂量	次日剂量
未服用过阿片类药物的患者	初始固定剂量 5～15mg，口服，每 4 小时一次	服药 1 小时后评估疗效和副反应	NRS 为 2～3 时，剂量滴定增加幅度 ≤25%； NRS 为 4～6 时，剂量滴定增加幅度 25%～50% NRS 为 7～10 时，剂量滴定增加幅度 50%～100%	次日总固定量＝前 24 小时总固定量＋前日总滴定量。次日总固定量分 6 次口服，次日固定量为前 24 小时总固定量的 10%～20%。依法逐日调整剂量，直到疼痛评分稳定在 0～3 分。如果出现不可控制的药物不良反应，疼痛强度＜4 分，应考虑将滴定剂量下调 10%～25%，并重新评估病情
既往服用过阿片类药物的患者	既往 24 小时阿片类药物总量换算成吗啡剂量的 10%～20%			

想,剂量增加幅度开始可以为前次剂量的 50% ~ 100%,以后可改为 33% ~ 50%。

(3)处理爆发痛(M:manage):应用即释吗啡处理爆发痛,剂量为前次剂量的 25% ~ 33%。

(4)提高单次用量(E:elevate):镇痛效果不理想,24 小时后可以提高每日剂量,一般通过增加服用剂量而不是增加服用次数。

滴定完成后,可根据前 24 小时总吗啡剂量,换算成缓控释剂型,按时给药(常用阿片类药物临床用药推荐及不同阿片药物剂量换算见附录二)。

2. 吗啡缓控释剂滴定(TIME 原则)

(1)确定初始剂量(T:titrate):根据疼痛程度及年龄、服用镇痛药物的种类决定剂量,一般初始剂量为 10 ~ 30mg 口服,每 12 小时一次。每 24 小时调整一次。

(2)增加每日剂量(I:increase):如果疼痛无缓解,可以按照 30% ~ 50% 的剂量递增,直至疼痛完全缓解;如化疗、放疗后疼痛缓解,可以按 30% ~ 50% 的剂量递减,直至逐渐停药。

(3)处理爆发痛(M:manage):爆发痛发生时,可以应用即释吗啡处理,剂量为 12 小时吗啡缓释剂量的 25% ~ 33%。

(4)提高单次用量(E:elevate):使用吗啡缓释片后镇痛效果持续时间达不到 12 小时者,需要加用即释吗啡控制爆发疼痛时,可以增加下次吗啡缓释片剂量。

3. 羟考酮缓释片的剂量滴定（TIME 原则）（图 4-2）

（1）确定初始剂量（T：titrate）：根据服用阿片类药物史及疼痛程度确定初始剂量，中度疼痛（4 ~ 6 分），5mg，每 12 小时一次；重度疼痛（7 ~ 10 分），10mg，每 12 小时一次。如有必要，24 ~ 36 小时剂量滴定一次。

（2）增加每日剂量（I：increase）：如有必要，每次剂量增加 25% ~ 50%，不需要增加服药次数。

（3）处理爆发痛（M：manage）：爆发痛发作时给予即释吗啡，剂量为 12 小时控释剂量的 25% ~ 33%。

（4）增加每日剂量（E：elevate）：当每日使用即释阿片类药物控制爆发痛超过 2 次时，要增加每日剂量。

4. 吗啡静脉滴定

（1）适应证：急性、爆发性、剧烈疼痛。

（2）方法：吗啡 2 ~ 5mg 静脉入壶滴入、静脉患者自控镇痛（patient controlled analgesia，PCA）。

（3）评估：疼痛无变化或加重，剂量加倍；疼痛缓解 ≥ 50% 维持剂量。

（4）间隔时间：每 5 ~ 15 分钟评估直至疼痛缓解。

一般不用于癌性疼痛初始患者，应注意观察呼吸状况，一旦发生呼吸抑制等严重副作用，立即静脉推注提前准备好的拮抗药物（纳洛酮 0.4mg+ 生理盐水 20ml）。最后计算每日镇痛吗啡总剂量：口服吗啡（日

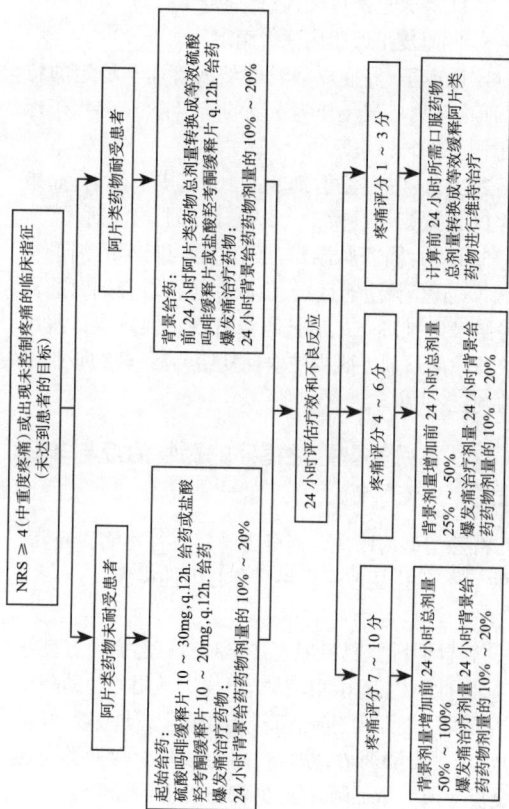

图 4-2 羟考酮缓释片的剂量滴定流程

剂量 ×3);芬太尼透皮贴剂(日剂量 ×3/2)。

5. 吗啡皮下或肌内注射滴定

(1)适应证:癌性疼痛较剧烈或疼痛不稳定的患者。肌内注射一般不作为主要的滴定方法,多用于疼痛加剧后的补救手段。

(2)方法:吗啡注射剂 5 ~ 10mg 皮下注射;如果采用 PCA 泵则剂量为 2 ~ 5mg,深部肌内注射。

(3)评估:同静脉滴定。经皮给药吗啡的剂量相当于 0.8 倍静脉注射剂量,临床在转换缓释剂时通常按静脉滴定处理。最后把吗啡日剂量换算成口服用药或芬太尼贴剂。肌内注射反复给药后,药物吸收不确切,应多注意。

六、特殊类型癌性疼痛的药物治疗与非药物治疗

特殊类型的癌性疼痛分为骨转移性疼痛、神经病理性疼痛、颅内压改变性疼痛和心因性疼痛。

(一) 药物治疗

首选阿片类药物,但它并非对所有疼痛均有良好效果,因此可以使用辅助镇痛药物。常用的辅助药物包括抗惊厥类药物、抗抑郁类药物、糖皮质激素、双膦酸盐、局部麻醉药等,联合使用能够减少阿片类药物不良反应或者增加阿片类镇痛药物。

辅助用药的种类选择及剂量调整,需要个体化对

待。辅助用药从低剂量起始,一周内观察疗效,疗效一般在 4 ~ 8 日内显现。如果无效,在不增加不良反应的前提下增加剂量或更换药物。辅助药物的具体用法详见各具体章节药物使用说明。

(二)治疗方法

1. 骨转移性疼痛 肿瘤骨转移所致癌性疼痛为对吗啡治疗反应低性疼痛,单独使用阿片类药物很难完全将疼痛控制,常用的治疗方法如下。

(1)姑息性放疗:如患者一般情况可耐受,可转诊至上级医院对骨转移灶行姑息性放疗,是控制骨转移性疼痛最有效的办法。

(2)双膦酸盐:患者有一定预计生存期(> 30 日),可给予唑来膦酸 4mg + 生理盐水或 5% 葡萄糖注射液 100ml 静脉滴注,3 ~ 4 周给药 1 次,需注意监测血钙及肾功能。

(3)NSAIDs:通常对骨转移性疼痛有较好疗效,与阿片类药物联用是骨转移性疼痛的常规治疗方案。常用的解热镇痛药用法详见第五章第一节。

(4)糖皮质激素:研究显示地塞米松有益于骨转移放疗后爆发痛的控制预防,且有助于改善患者食欲缺乏、吞咽困难等症状,常用剂量 4 ~ 8mg/d,分次服用或晨服一次。需注意长期大量服用会引起骨质疏松,导致复杂混合型骨痛。

(5)姑息性手术:适用于功能状态评分(卡氏评分,

KPS）> 70 分的患者,如椎体转移可行椎体成形术。

2. **神经病理性疼痛** 神经病理性疼痛为神经系统损害产生的疼痛,这种疼痛对阿片类药物仅有部分敏感性,多需要加用辅助药物镇痛或采用微创手术疗法。常见治疗神经病理性疼痛的药物可见本书第五章第四节。

3. **颅内压改变性疼痛** 颅内压升高（如颅内肿瘤或转移瘤引起）和颅内压降低（如脑脊液丢失）均会引起头痛,因此疼痛对于阿片类药物非常不敏感。

颅内压升高性头痛:选用甘露醇、甘油果糖等脱水降颅压,可联合利尿剂和地塞米松使用。

颅内压降低性头痛:嘱患者去枕平卧,必要时给予补液治疗。

4. **心因性疼痛** 部分难治性疼痛患者尽管给予了充足的镇痛治疗,但效果仍欠佳。需要医护人员、心理咨询者、社会工作者关注患者心理社会问题对其症状的影响。这些患者确实存在疼痛（即疼痛的体验是真实的,患者并非在诈病）,将这些疼痛理解为心理生理障碍而不是躯体性疾病来看更为恰当。

七、药物的不良反应及处理

1. **便秘** 是阿片类止痛药最常见的不良反应,

不仅出现于使用初期，而且还会持续存在于阿片类药物止痛治疗的全过程。预防措施：多饮水，多食香蕉、麻油、蜂蜜及高纤维素的食物，适当活动；适量用缓泻剂。根据便秘轻重，可使用渗透性泻药（如聚乙二醇和乳果糖）、刺激性泻药（比沙可啶）、开塞露或灌肠等物理方法。给予抗抑郁、焦虑等药物有助于缓解症状。

2. **恶心、呕吐**　阿片类药物引起恶心、呕吐的发生率约为 30%，一般发生于用药初期 1 周内，随着用药时间的延长，症状大多在 4～7 日内自行缓解。既往化疗等治疗时恶心、呕吐严重者，初用阿片类药物容易发生恶心、呕吐。出现恶心、呕吐时，应排除其他原因，如便秘、脑转移、化疗、放疗或高钙血症等。对于既往使用阿片类药物出现恶心、呕吐的患者，推荐预防性使用镇吐药物。推荐以 5-HT$_3$ 受体拮抗剂、地塞米松或氟哌啶醇中的一种或两种作为首选预防用药。如果仍发生恶心、呕吐可联合另外一种药物，或对顽固性恶心、呕吐加用小剂量吩噻嗪类药物（如氯丙嗪）、抗胆碱类药物（如东莨菪碱）或阿瑞吡坦。

3. **其他消化道反应**　除阿片类药物外，NSAIDs 消化道不良反应的发生率最高，为 30%～50%。几乎所有 NSAIDs 均会导致消化道不良反应。主要包括胃肠功能紊乱、恶心、呕吐、腹痛、食管炎、结肠炎、胃十二指肠溃疡出血，严重者可并发出血和穿孔。老年人的用药剂量和时间需慎重。为减少用药期间的消化道不良反应，用药时间应尽量选择在餐后 0.5 小时后，避免空腹服药或联合抗酸药协同用药。服药期间若出现消化道不良反应，应及时服用胃黏膜保护药物或抗酸类药物。若出现消化道出血等严重消化道不良反应，应立即停药。

4. **嗜睡及过度镇静** 少数患者在用药的最初几日可能出现思睡及嗜睡等过度镇静现象，数日后症状多自行消失。初始使用阿片类药物镇痛治疗数日内的过度镇静状态可能与理想控制疼痛后补偿睡眠有关。如果患者出现明显的过度镇静，首先应排除引起过度镇静的其他原因，如中枢神经系统病变、其他引起过度镇静的药物、高钙血症、脱水、缺氧、感染等。如果出现这种不良反应，应减少阿片类药物用药剂量，或减低分次用药量而增加用药次数，或换用其他镇静药物，或改变用药途径。必要时可给予兴奋剂如咖啡因等治疗。

5. **尿潴留** 与镇痛治疗有关的尿潴留通常发生率低于 5%。某些因素可能增加尿潴留发生的危险性，如老年患者且同时使用镇静剂、腰椎麻醉术后、合并前列腺增生症等。在腰椎麻醉术后，使用阿片类药物发生尿潴留的危险率可能增加 30%；同时使用镇静剂的患者中尿潴留发生率 20%。治疗措施：

可以采取听流水声法，热水冲会阴法或膀胱区按摩法，诱导自行排尿。诱导排尿无效时，应及时导尿。对于持续尿潴留难以缓解者，可考虑换用止痛药。

6. **谵妄** 晚期癌症患者有很多因素可能导致精神症状，尤其是在生命即将结束的最后一周。对于谵妄的治疗除了评估药物因素之外，还要评估是否与感染、高钙血症、中枢神经系统病变、肿瘤转移等因素有关。可以使用精神类药物来缓解症状，例如，氟哌啶醇 0.5～2mg/ 次，每 4～6 小时口服或静脉用药；奥氮平 2.5～5mg/ 次，每 6～8 小时口服或舌下含服；利培酮 0.25～0.5mg/ 次，每日 1～2 次口服。

7. **呼吸抑制** 风险因素包括打鼾史、下颌后缩、先天的心肺疾病或功能障碍、同时服用镇静药物等。呼吸抑制主要表现为呼吸频率减慢、呼吸变浅、通气量减少、口唇发绀等。心电监护可出现氧饱和度下降，血气分析可出现动脉血氧分压和血氧饱和度下降，二氧化碳分压升高。如发现呼吸抑制（呼吸次数减少，< 8 次 /min）、嗜睡或昏迷等症状，应立即通知医生，可静脉注射纳洛酮；首先要保持呼吸道通畅，用 9ml 生理盐水稀释 1 安瓿纳洛酮（0.4mg/ml），稀释后总体积为 10ml。每 30～60秒给药 1～2ml（0.04～0.08mg），直到症状改善，但要做好重复给药准备，因为阿片类药物的半衰期

通常比纳洛酮（血浆半衰期为 30 ~ 80 分钟）长。应注意：

(1) 如果 10 分钟内无效且纳洛酮总量达到 1mg，考虑导致神志改变的其他原因。

(2) 如需解救半衰期长的阿片类药物导致的呼吸抑制，考虑输注纳洛酮。

(3) 密切监测疼痛再次出现的情况，因为阿片类药物在解救过程中代谢，这可能需要谨慎给予额外的阿片类药物。另外给予其他支持治疗，如保温、强心、预防感染等。

第四节 | 社区转诊指征

1. 经规范化药物治疗后，疼痛控制效果不佳，可转诊至上级医院行微创介入治疗。

2. 规范化治疗期间，患者出现不能解决的严重药物不良反应。

3. 规范化治疗期间，患者出现恶性肿瘤相关并发症，需至上级医院就诊治疗。

科普园地

1. 吗啡治疗癌性疼痛会不会上瘾?

吗啡是从天然鸦片中提取的阿片类生物碱,具有成瘾性潜力,长时间使用或滥用吗啡,可能产生成瘾性。但是吗啡作为强效镇痛药,能够有效缓解严重疼痛。只要在医生的指导下使用正常剂量,通常不会产生成瘾性。大量临床数据也显示,随着阿片类药物的规范化使用,吗啡上瘾或成瘾的比例反而下降。因此,吗啡治疗癌性疼痛时,上瘾的风险主要取决于使用方式和剂量,在医生的指导下使用吗啡是有效且安全的。

2. 这个肿瘤患者常用的止痛"膏药"(芬太尼透皮贴剂),你贴对了吗?

芬太尼透皮贴剂,这款看似普通的"膏药",实则是肿瘤患者常用的重要止痛药物。它不同于普通的止痛膏药,其镇痛效果并非局部作用,而是通过皮肤吸收进入血液循环,在全身范围内发挥持久且稳定的镇痛作用。

使用时,许多患者误以为应贴在疼痛部位,实则不然。正确的做法是将贴剂贴于前胸、后背、上臂等皮肤平坦且毛发较少的部位,避免贴在肚脐、脊椎或破损皮肤上,而且不建议将贴剂剪开使用。贴剂应定期更换,避免在同一部位持续使用超过 72 小时,以防药物蓄积导致不良反应。

使用芬太尼贴剂还需注意避免热源,如电热毯、热水袋等,以免加速药物释放,增加不良反应风险。同时,患者需遵循医嘱,并监测自身状况,如有不适应及时就医。

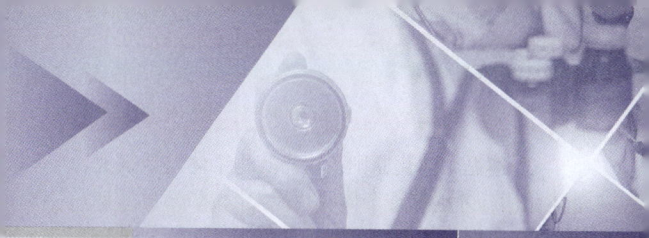

第五章 社区常用疼痛治疗药物和应用规范

第一节 | 社区疼痛药物治疗原则和规范

药物治疗是疼痛治疗最基本、最常用的方法。临床用于疼痛治疗的药物主要包括非甾体抗炎药和对乙酰氨基酚、阿片类镇痛药、骨骼肌松弛药、神经病理性疼痛治疗药、局部麻醉药和中成药，糖皮质激素、维生素类等有时也用于一些特殊疼痛的治疗。

采用药物镇痛治疗时，必须遵循以下原则和规范。

1. 遵循明确诊断原则，以免因镇痛治疗而掩盖病情。

2. 遵循个体化原则，镇痛药物个体差异很大，个体化用药才能保证个体收益最大。

3. 遵循阶梯给药原则，避免用药混乱无序。

4. 遵循及时评估原则，密切观察评估疗效及不良反应，及时调整并预防副作用，提高患者治疗依从性。

5. 遵循安全无害原则，尤其对慢性疼痛患者，避免因长期用药造成严重的器官毒性，甚至增加心血管意外风险。

6. 遵循知情告知原则，所有镇痛药，尽管使用正确，用药后也可能会出现短期和长期副作用，需告知患者，得到患者同意接受后才能使用。

7. 遵循多模式镇痛原则，根据疼痛的多因素及机制多样的特点，联合多种治疗方法可发挥最大疗效，降低药物副作用。

本章简述各类社区疼痛常用治疗药物的药理学特点和临床应用方法。

第二节 | 非甾体抗炎药

一、非甾体抗炎药镇痛的药理学特点

非甾体抗炎药(nonsteroidal antiinflammatory drugs, NSAIDs)是一类不含有甾体结构的抗炎镇痛药, NSAIDs 的药理作用机制主要是通过抑制环氧化酶(COX), 减少炎性介质前列腺素的生成, 产生抗炎、镇痛、解热的作用。NSAIDs 产生中等程度的镇痛作用, 镇痛部位主要在外周。根据对不同 COX 的选择性不同, NSAIDs 可分为以下 3 类。

1. COX-1 选择性抑制药 阿司匹林(高选择)、吲哚美辛(高选择)、布洛芬(低选择)。COX-1 主要分布于血管、胃和肾, 而由 COX 催化生成的前列腺素具有保护消化道黏膜的作用。NSAIDs 抑制 COX 的作用会降低前列腺素对消化道黏膜的保护作用, 因此最主要的不良反应是消化道损伤。

2. COX-2 选择性抑制药 塞来昔布(高选择)、依托考昔(高选择)、尼美舒利(高选择)、美洛昔康(低选择)、吡罗昔康(低选择)。此类药物的不良反应相对较少, 尤其是导致胃出血的风险较低。

3. COX 无选择性抑制药 氟比洛芬、萘普生、双氯芬酸等。可有效消除 COX 酶的生物活性同时抑制前列腺素的合成、聚集，通过阻断机体对内源性炎性因子的反应，达到镇痛效果。

二、常用于镇痛的非甾体抗炎药

1. COX-1 选择性抑制药

（1）布洛芬：镇痛效果较强，导致胃肠道出血的风险较低。布洛芬适用于轻度及中度疼痛（包含外科手术后疼痛）、痛经、骨关节炎、牙痛、头痛及肾结石造成的疼痛，也用于急性的轻、中度疼痛和发热。0.2～0.4g/次，每 4～6 小时一次，最大限量为 2.4g/d；缓释胶囊可用于成人及 12 岁以上儿童，0.3～0.6g/次，2次/d。

不良反应和用药注意事项：消化道不良反应最常见，部分患者使用后会出现胃痛、消化不良等副作用，由于非甾体抗炎药均有一定的抑制胃黏膜保护剂前列腺素合成的作用，存在活动性胃溃疡或有胃溃疡病史的患者应用后会增加溃疡出血的风险。还会加重严重肝肾功能不全和严重心力衰竭患者的肝肾功能损伤。

（2）阿司匹林：解热作用和抗血小板作用强，镇痛作用弱。用于治感冒、发热、头痛、牙痛、关节痛、风湿病，还能抑制血小板聚集，用于预防和治疗缺血性心脏病、心绞痛、心肺梗死、脑血栓形成。①解热、镇痛，一次 0.3 ~ 0.6g，一日 3 次，必要时每 4 小时 1 次；②抑制血小板聚集，50 ~ 150mg，每 24 小时 1 次。

不良反应：胃肠道症状最常见，较常见的症状有恶心、呕吐、上腹部不适或疼痛等。特异性体质者服用阿司匹林后可引起皮疹、血管神经性水肿及哮喘等过敏反应，多见于中年人或鼻炎、鼻息肉患者。

(3)吲哚美辛：适用于解热、缓解炎性疼痛，作用明显。可用于急、慢性风湿性关节炎、痛风性关节炎及癌性疼痛(西药类癌性疼痛药)；也可用于滑囊炎、腱鞘炎及关节囊炎等；对胆绞痛、输尿管结石引起的绞痛有效；对偏头痛也有一定疗效，也可用于月经痛。口服，开始时每次 25mg，一日 2 ~ 3 次，饭时或饭后立即服。治疗风湿性关节炎等，若未见不良反应，可逐渐增至每日 125 ~ 150mg。现亦采用胶丸或栓剂剂型，使胃肠道副作用发生率降低，栓剂具有维持药效时间较长的特点，一般连用 10 日为 1 疗程。

不良反应和用药注意事项：①胃肠道反应(恶心、呕吐、腹痛、腹泻、溃疡，有时引起胃出血及穿孔)，饭后服用本药胶囊剂可减少胃肠道反应。②中枢神经系统症状(头痛、眩晕等)的发生率也不低(20% ~ 50%)，若头痛持续不减轻，应停药。③可引起肝功能损害(出现黄疸、转氨酶升高)、抑制造血系统(粒细胞减少等，偶有再生障碍性贫血)；可引起高血压、脉管炎、轻度水肿；可出现血尿；老年患者可出现一过性肾功能不全。④过敏反应,常见的有皮疹、哮喘;与阿司匹林有交叉过敏性,对后者过敏者本药忌用;禁用于溃疡病,震颤麻痹,精神病,癫痫,支气管哮喘,肝、肾功能不全者,孕妇及哺乳期妇女;慎用于儿童(对本药较敏感,有用本药后因激发潜在性感染而死亡者)、老年患者(易发生毒性反应)。外用软膏只适用于无破损皮肤表面,忌用于皮肤损伤或开放性创口处。

2. COX-2 选择性抑制药

(1)塞来昔布:与传统 NSAIDs 相比,塞来昔布消化道不良反应较轻,且镇痛抗炎疗效确切,临床常用于以下情况。①用于缓解骨关节炎症状;②用于缓解成人类风湿关节炎的症状;③用于治疗成人急性疼痛;④用于缓解强直性脊柱炎的症状。

骨关节炎:推荐剂量为 200mg,每日一次,口服;或 100mg,每日两次,口服。

类风湿关节炎:推荐剂量为 100 ~ 200mg,每日两次。

急性疼痛:推荐剂量为第 1 日首剂 400mg,必要时,可再服 200mg;随后根据需要,每日两次,每次 200mg。

不良反应和用药注意事项:最常见的停药原因是消化不良和腹痛。本药可能使严重心血管血栓事件、心肌梗死和脑卒中的发生风险增加,其风险可能是致命的。这种风险可能随药物使用时间的延长而增加。

有心血管疾病或心血管疾病危险因素的患者,其风险更大。对于中度肝功能受损患者(Child-Pugh Ⅱ级),本药的每日推荐剂量应减少大约50%,不建议严重肝功能受损患者使用本药。本药禁用于冠状动脉搭桥术(CABG)围手术期的疼痛治疗。本药不可用于已知对磺胺过敏者。本药不可用于服用阿司匹林或其他NSAIDs后诱发哮喘、荨麻疹或过敏反应的患者。在这些患者中已有NSAIDs诱发的严重的(极少是致命的)过敏反应报道。禁用于有活动性消化道溃疡或出血的患者。禁用于重度心力衰竭患者。

(2)依托考昔:为第二代COX-2抑制剂,具有抗炎、镇痛和解热作用。本药适用于治疗骨关节炎急性期、慢性期和急性痛风性关节炎。本药用于口服,可与食物同服或单独服用。

骨关节炎:推荐剂量为每次30mg,每日1次。对于症状不能充分缓解的患者,可以增加至每次60mg,每日1次。在使用本药每次60mg,每日1次,4周以后疗效仍不明显时,应考虑其他治疗手段。

急性痛风性关节炎:推荐剂量为每次120mg,每日1次。每次120mg只适用于症状急性发作期,最长使用8日。老年人、不同性别和种族的人群均不需调整剂量。

不良反应和用药注意事项:以下患者禁用本药。①对其任何一种成分过敏;②有活动性消化道溃疡或出血,或者既往曾复发溃疡或出血的患者;③服用阿司匹林或其他 NSAIDs 后诱发哮喘、荨麻疹或过敏反应的患者;④充血性心力衰竭 [纽约心脏病学会(NYHA)心功能分级 Ⅱ ~ Ⅳ];⑤确诊的缺血性心脏病,外周动脉疾病和 / 或脑血管病(包括近期进行过冠状动脉旁路移植术或血管成形术的患者);⑥应避免在妊娠晚期应用本药。

(3)美洛昔康:适用于类风湿关节炎和骨关节炎等的疼痛、肿胀及软组织炎症、创伤性疼痛、手术后疼痛的对症治疗。

骨关节炎和类风湿关节炎:7.5 ~ 15mg/d,每日一次;经直肠给药,7.5 ~ 15mg,睡前纳肛。

不良反应和用药注意事项:包括胃肠道反应(常见消化不良、恶心、腹痛或腹泻;罕见溃疡、出血或穿孔);贫血、白细胞减少或血小板减少、瘙痒、皮疹;口炎;轻微头晕、头痛;水肿、血压升高等。常见转氨酶升高(10%),偶见肾损害(0.4%)。停药后大多消失。肾衰竭透析患者,剂量不超过 7.5mg/d。慎用于有胃肠道疾病史和正在应用抗凝剂治疗的患者。以下情况禁用:①使用阿司匹林或其他 NSAIDs 后出现哮喘、鼻腔息肉、血管神经性水肿或荨麻疹的患者;②活动性消化性溃疡、严重肝功能不全者、非透析患者之严重肾功能不全者;③胃肠道出血,脑出血或其他出血的患者;④严重的未控制的心衰患者;⑤儿童和年龄小于 15 岁的青少年、孕妇或哺乳者。

3. COX 无选择性抑制药

(1) 氟比洛芬：目前常用的剂型有氟比洛芬酯注射液和氟比洛芬凝胶贴膏。

1) 氟比洛芬酯注射液：由脂微球和包裹在内的氟比洛芬组成。脂微球是一种以脂肪油为软基质并被磷脂膜封的微粒体分散系，平均直径为 0.2μm，外膜为卵磷脂，内层为软基质油，其中包裹脂溶性药物。作为新型药物载体系统，脂微球对其所包裹的药物的药效主要有以下 4 个方面的影响。①靶向治疗：脂微球靶向聚集于病变部位实现了药物的"靶向治疗"，将治疗药物最大限度地递送到靶区，使治疗药物在靶区浓度超出传统制剂的数倍或数百倍，减少了药物对正常机体组织的副作用，疗效显著；②缓释作用：氟比洛芬通过脂微球的包裹和保护作用，在靶区被缓慢释放，既起到了长效的作用，又减少了频繁用药给患者带来的痛苦；③直径小，易于跨膜转运，缩短药物起效时间；④舒适性：静脉注射不直接接触胃黏膜，不会引起恶心、呕吐等不良反应。

通常成人每次静脉给予氟比洛芬酯 50mg，尽可能缓慢给药（1 分钟以上），根据需要使用镇痛泵，必要时可重复应用。并根据年龄、症状适当增减用量。研究已证实，氟比洛芬酯注射液用药后起效很快，15 分钟出现镇痛作用，30 分钟镇痛效果明显，1 ～ 5 小时可达到最佳镇痛状态,作用持续时间长,术后疼痛治疗缓解率可高达 98%。氟比洛芬酯注射液是唯一靶向静脉注射药物,不增加胃肠不良反应,同时还能有效改善肠道功能,是目前术后镇痛、癌性疼痛治疗的基础药物。

2) 氟比洛芬凝胶贴膏:是新型外用 NSAIDs,具有载药量大、透皮吸收度高、透气性好、不良反应少的特点。贴敷氟比洛芬凝胶贴膏(每日 2 次,贴于患处)时,氟比洛芬自皮肤直接向炎症局部渗透,降低了血中浓度,从而减轻 NSAIDs 特有的胃肠道损害。外用制剂氟比洛芬凝胶贴膏在减少药物不良反应,尤其是在减少全身性不良反应方面具有显著优势,可为临床用药提供更多选择。

(2) 双氯芬酸钠:为苯乙酸类抗炎镇痛药,药效强,不良反应轻。适用于各种中度炎性疼痛及手术后及创伤后疼痛。每次 25mg,每日 3 次,整片用水送服。儿童,每日 1 ~ 3mg/kg。整片吞服。

禁用于:①有活动性消化性溃疡,或以往应用双氯芬酸引起过严重消化道病变,如溃疡、出血、穿孔者;②因水杨酸或其他前列腺素合成酶抑制剂而诱发的哮喘发作、荨麻疹及过敏性鼻炎者;③对双氯芬酸或其他 NSAIDs 过敏者。

(3) 洛索洛芬钠:为前体药物,经消化道吸收后在体内转化为活性代谢物,其活性代谢物通过抑制前列腺素的合成而发挥镇痛、抗炎及解热作用。用于各种急性或慢性炎性疼痛的治疗。饭后口服。

慢性炎症疼痛:成人每次 60mg(1 片),每日 3 次。

急性炎症疼痛:顿服 60 ～ 120mg(1 ～ 2 片)。可根据年龄、症状适当增减,一日最大剂量不超过 180mg(3 片)。

不良反应:消化系统不适较多见,如腹痛、胃部不适、恶心、呕吐、食欲缺乏、便秘、胃灼热等,有时会出现皮疹、瘙痒、水肿、困倦、头痛、心悸等,偶见休克、急性肾功能不全、肾病综合征、间质性肺炎及贫血、白细胞减少、血小板减少、嗜酸性粒细胞增多及 AST、ALT、ALP 升高等。

以下患者禁用:①消化性溃疡患者;②严重肝、肾功能损害者;③严重心功能不全者;④严重血液学异常患者;⑤对本药过敏者;⑥以往有服用 NSAIDs 引发哮喘的患者;⑦妊娠晚期及哺乳期妇女。

4. 对乙酰氨基酚　非那西丁的体内代谢产物减少前列腺素 PGE1、缓激肽和组胺等的合成和释放。解热作用和镇痛作用强,无抗炎作用。导致胃肠道出血的风险较低。用于感冒发热、关节痛、神经痛及偏头痛、癌性疼痛及手术后止痛。本药还可用于对阿司匹林过敏、不耐受或不适于应用阿司匹林的患者(水痘、血友病及其他出血性疾病等)。口服:成人 1 次 0.3 ～ 0.6g, 每日 0.6 ～ 0.8g, 每日量不宜超过 2g，每个疗程不宜超过 10 日；儿童 12 岁以下按每日 $1.5g/m^2$ 体表面积分次口服。肌内注射：每日 1 次 0.15 ~ 0.25g。经直肠给药：每次 0.3 ~ 0.6g，每日 1 ~ 2 次。

不良反应和用药注意事项：少数病例可发生过敏性皮炎(皮疹、皮肤瘙痒等)、粒细胞缺乏、血小板减少、高铁血红蛋白血症、贫血及肝、肾功能损害等。短期使用一般不引起胃肠出血。用于解热连续使用不超过 3 日，用于止痛不超过 5 日。剂量过大可引起肝脏损害，严重者可致昏迷甚至死亡。服用期间不得饮酒或含有酒精的饮料。肝肾功能不全者慎用。孕妇及哺乳期妇女慎用。

第三节 | 阿片类镇痛药

一、阿片类镇痛药药理学特点

1. **阿片类镇痛药镇痛机制** 阿片类镇痛药主要通过作用于中枢神经系统特定阿片受体发挥镇痛作用。阿片类镇痛药作用于机体内的阿片受体，在大脑、脊髓和外周均能产生镇痛作用，能够直接抑制脊髓背角疼痛伤害性信息的上传，且可以激活从中脑下行经延脑头端腹内侧区到达脊髓背角的疼痛控制回路。兴奋疼痛下行抑制系统，减轻疼痛。

2. 阿片类镇痛药的分类 目前认为镇痛相关的阿片受体主要包括 μ、δ 和 k 三种，不同的阿片受体在体内的分布及所介导的生理作用有所不同。根据与阿片受体作用的不同，阿片类镇痛药分为纯激动剂、部分激动剂、激动-拮抗剂。根据阿片类药物的镇痛效价强度又将阿片类镇痛药分为强阿片类镇痛药和弱阿片类镇痛药。根据阿片类镇痛药的生产来源又分为天然型、半合成型和合成型。为了提高疗效、减少药物副作用，根据不同适应证的需求，在即释剂型的基础上利用现代药物合成技术又生产出口服的阿片控释剂型和复方剂型。

3. 阿片类镇痛药的副作用 阿片类药物应用后会出现耐受、药物依赖及成瘾、镇静（情绪改变和意识模糊）、头晕、嗜睡、呼吸抑制、便秘、恶心呕吐、皮肤瘙痒、痛觉敏化、尿潴留等不良反应。

二、社区镇痛治疗常用阿片类药物

社区镇痛治疗常用阿片类药物包括吗啡、羟考酮、丁丙诺菲、曲马多、可待因等（表 5-1），近年来控释剂型阿片类镇痛药和阿片类复方镇痛药在临床使用增加。

表 5-1 社区常用阿片类镇痛药

药物来源	常用药物	作用机制	镇痛强度	适应证	处方管理
天然阿片类	吗啡	阿片受体激动剂	强	重度癌性及非癌性疼痛	麻方(红)
	可待因	阿片受体激动剂	弱	中度疼痛	麻方(红)
半合成类	氢吗啡酮	阿片受体激动剂	强	重度癌性及非癌性疼痛	麻方(红)
	羟考酮	阿片受体激动剂	强	重度癌性及非癌性疼痛	麻方(红)
	丁丙诺啡	阿片受体激动-拮抗剂	强	重度非癌性疼痛	精二(绿)
全合成类	哌替啶	阿片受体激动剂	强	重度非癌性疼痛	麻方(红)
	芬太尼	阿片受体激动剂	强	重度疼痛	麻方(红)
	美沙酮	阿片受体激动剂	强	重度疼痛	麻方(红)

续表

药物来源	常用药物	作用机制	镇痛强度	适应证	处方管理
其他	曲马多	阿片受体激动剂	弱	中重度疼痛	精一(绿)

注:处方管理会随着国家药监管理调整变动,以国家药监局管理文件为准。

1. 阿片类单方制剂

(1)吗啡和吗啡控释片:吗啡为纯阿片受体激动剂,常用其盐酸盐或磷酸盐,其药理作用和药代动力学方面无显著差异,主要激动 μ 受体,有很强的镇痛、镇静作用,对持续性钝痛效果好于间断性刺痛和内脏痛。可口服、静脉注射、皮下注射和肌内注射给药,起效迅速。普通吗啡片剂口服后清除半衰期为 1.7 ~ 3 小时,单次给药镇痛作用维持 4 ~ 6 小时。对首次用药和无耐受病例,口服常用量为 5 ~ 15mg/ 次,15 ~ 30 分钟起效,3 ~ 4 次 /d;15 ~ 60mg/d,最大剂量为 30mg/ 次,100mg/d。成人皮下注射常用剂量为 5mg/ 次,15 ~ 40mg/d,最大剂量为 20mg/ 次,60mg/d。成人静脉注射常用剂量为 5 ~ 10mg/ 次,3 ~ 6 次 /d。目前即释吗啡常用于癌性疼痛的阿片滴定治疗、癌性疼痛爆发痛的补救治疗、剧烈疼痛的抢救性治疗。

美施康定是吗啡的控释剂型,镇痛作用持续 12

小时,常用于癌性疼痛的维持治疗。

(2)羟考酮和羟考酮控释片:羟考酮又称氢考酮,为半合成的纯阿片受体激动剂,药理作用和机制与吗啡相似。

羟考酮对中重度疼痛有良好的镇痛作用。由于羟考酮与 k 受体有更好的亲和力,目前研究认为该药对内脏痛有更好的疗效。对首次用药和无耐受病例,羟考酮普通片剂口服 5 ~ 15mg/ 次,3 次 /d,目前临床用于疼痛控制的单方制剂主要是羟考酮控释片剂奥施康定。羟考酮控释片可覆盖 WHO 推行三阶梯止痛基本原则的第二、三阶梯。奥施康定口服,临床初始用药剂量一般为 5mg,每 12 小时服用一次,根据疼痛程度调整剂量。

(3)芬太尼和芬太尼经皮贴剂:芬太尼是人工合成的苯基哌啶类麻醉性镇痛药,镇痛作用机制与吗啡相似,为纯阿片受体激动剂,同等剂量作用强度为吗啡的 100 ~ 180 倍,镇静作用弱,但呼吸遗忘作用比吗啡强,表现为呼吸频率减慢,危重患者使用易致呼吸抑制,注射后 5 ~ 10 分钟呼吸频率减慢至最大程度,尤其夜间容易发生,应密切注意。临床镇痛一般采用芬太尼针剂注射给药,静脉注射100μg后 1 分钟起效,4 分钟达高峰,维持时间 17 分钟 ~ 2 小时,肌内注射100μg作用维持 1 ~ 2 小时,消除半衰期长达3 ~ 4 小时。

目前临床用于急、慢性重度疼痛治疗的主要是芬太尼透皮贴剂,可提供72小时的药物恒速释放。首次应用后血药浓度在12～24小时达峰值,贴剂去除后血药浓度降低慢,17小时左右才降低一半,故出现严重副作用的患者在贴剂去除后还应严密观察24小时以上。

(4)哌替啶(pethidine):又名度冷丁,曾是最常用的人工合成的苯基哌啶类阿片类镇痛药。同等剂量镇痛效价为吗啡的1/10～1/8,有轻微的阿托品样作用,可引起心率增快。主要经肝脏代谢成哌替啶酸、去甲哌替啶和去甲哌替啶酸水解物,去甲哌替啶有中枢兴奋作用,因此根据给药途径的不同及药物代谢的快慢,患者可能出现中枢抑制或兴奋现象。成人每次50～100mg,肌内或静脉注射。不推荐长时间、大剂量或反复使用。不用于慢性疼痛和癌性疼痛治疗。

(5)丁丙诺菲及丁丙诺菲透皮贴剂:丁丙诺啡是μ受体部分激动剂,同等剂量镇痛效价为吗啡的75～100倍,镇痛时间更长,呼吸抑制更轻。目前常用的疼痛治疗剂型为丁丙诺菲透皮贴剂,包括5mg、10mg和20mg三个规格,其药物释放速度分别为5g/h、10g/h、20g/h,每张透皮贴剂可提供7日平稳给药镇痛,年龄并不影响丁丙诺啡透皮贴剂的药物吸收速度,所以老年人用药无需特殊剂量方案。可用于中重度非癌性疼痛治疗。

（6）曲马多和曲马多缓释片：曲马多又称反胺苯环醇，为人工合成的弱阿片类中枢性强效镇痛药，曲马多除兴奋阿片受体外还可通过抑制神经元突触对去甲肾上腺素的再摄取，并增加神经元外 5- 羟色胺浓度，从而增强中枢神经系统对疼痛的下行性抑制作用而产生镇痛作用。

曲马多镇痛作用为吗啡的 1/10，口服给药后20 ～ 30 分钟起效，30 ～ 45 分钟达峰值，肌内注射后1 ～ 2 小时产生峰值效应，镇痛作用均可维持 3 ～ 6 小时。成人用量：每次 50 ～ 100mg，每日 2 ～ 3 次，日剂量不超过 400mg。盐酸曲马多缓释片口服，每次50 ～ 100mg，每日 2 次。

2. 阿片类复方镇痛制剂　复方阿片类镇痛药由一种阿片类镇痛药（如可待因、氢可酮、羟考酮、曲马多等）和一种 NSAIDs（如对乙酰氨基酚、布洛芬等）组成，复合使用后可达到协同提高镇痛作用、延长作用时间、减少药物不良反应的效果。该类药物在使用过程中除要考虑阿片类镇痛药相关副作用外，还要考虑复方制剂中的 NSAIDs 的副作用和禁忌证。常见阿片类复方镇痛制剂如下。

（1）洛芬待因：由布洛芬和磷酸可待因组成，包括两种剂型。①洛芬待因片，每片含布洛芬 200mg 和磷酸可待因 12.5mg；②洛芬待因缓释片，每片含布洛芬 200mg 与磷酸可待因 13mg。主要适用于急慢性中度疼痛患者,对伴有咳嗽的疼痛患者较为适用。

(2)氨酚待因:是对乙酰氨基酚与磷酸可待因的复方制剂,含对乙酰氨基酚300mg和磷酸可待因15mg,临床主要用于治疗中度疼痛,对创伤性疼痛兼有发热、咳嗽的疼痛较为适用。

(3)氨酚氢可酮:是对乙酰氨基酚与氢可酮的复方制剂,含对乙酰氨基酚500mg和氢可酮5mg,是中重度慢性非癌性疼痛的一线用药。

(4)氨酚羟考酮:是盐酸羟考酮和对乙酰氨基酚的复方制剂,含盐酸羟考酮5mg和对乙酰氨基酚325mg。氨酚羟考酮适用于各种原因引起的急慢性中重度疼痛。

(5)氨酚曲马多:氨酚曲马多是对乙酰氨基酚与曲马多组成的复方制剂,含对乙酰氨基酚325mg和曲马多37.5mg。氨酚曲马多可用于各种中重度急性疼痛、慢性疼痛等。

三、阿片类镇痛药疼痛治疗的临床应用规范

阿片类镇痛药常常被称为麻醉性镇痛药或成瘾性镇痛药,在临床使用过程中必须遵守严格的规范,尽管许多复方制剂成瘾性或其他副作用已经很低,但如果不规范使用,仍可能出现单方阿片类镇痛药使用过程中的副作用,必须重视。阿片类镇痛药用于疼痛

治疗时通常应按照以下原则使用。

知情同意原则:任何阿片类镇痛药包括阿片镇痛复方制剂,均有可能导致药物依赖和成瘾,也可能出现呼吸抑制等致命并发症,必须告知患者或患者家属并获得患者同意。

多模式镇痛原则:在应用阿片类镇痛药治疗疼痛时,尤其在长期应用时,应尽可能采用微创技术、联合其他不同作用机制镇痛药物以达到疼痛控制最佳、阿片类镇痛药使用剂量最小的目的。

药物轮换原则:阿片类镇痛药在使用中易出现药物耐受和痛觉敏化,此时应及时采用药物轮换原则,更换另一种阿片类药物并在严密监测下从小剂量开始应用。

副作用全程预防和治疗原则:阿片类镇痛药在临床应用中,呼吸抑制、便秘、恶心呕吐等副作用不仅可能会威胁患者的安全,还会影响药物的使用,只有在治疗全程对阿片类镇痛药的副作用进行预防和治疗,才能保证患者的安全和治疗的正常进行。

及时转诊原则:患者在应用阿片类镇痛药的过程中突然出现疼痛无法控制、药物剂量剧增等情况时,应及时向上级医院转诊。

第四节 | 抗神经病理性疼痛药物

目前各项指南推荐的抗神经病理性疼痛一线治疗药物主要包括两大类:一类是抗抑郁药物;一类是抗癫痫药物。

一、抗抑郁药物

1. **作用机制** 抗抑郁药可显著改善慢性疼痛、神经病理性疼痛的症状,其镇痛作用既有继发于抗抑郁作用的效应,也具有不依赖其抗抑郁作用的独立镇痛效应。研究表明,抗抑郁药可通过加强中枢神经系统突触间 5-羟色胺及去甲肾上腺素的传递,从而增强对疼痛的下行抑制作用,发挥镇痛作用。

2. **常用药物** 代表药物包括阿米替林、度洛西丁、文拉法辛等,其中度洛西丁和文拉法辛已成为多项神经病理性疼痛指南推荐的一线代表药物(表5-2)。

(1)盐酸阿米替林:三环类抗抑郁药,具有抑制 5-羟色胺和去甲肾上腺素的再摄取作用,对 5-羟色胺再摄取的抑制更强,镇静和抗胆碱作用亦较强。口服吸收好,生物利用度为 31% ~ 61%,蛋白结合率为 82% ~ 96%,口服后 8 ~ 12 小时血药浓度达高峰,作用时间为 24 ~ 48 小时。成人用量为每日 10 ~ 50mg,从小剂量开始,根据病情逐渐增加。阿米替林

表5-2 常用抗神经病理性疼痛药物

分类	药物	作用靶点	起始剂量	常用剂量	备注
TCA	盐酸阿米替林	5-HT、DA、NE	12.5~25mg	10~200mg	
	盐酸多塞平	5-HT、NE	12.5~25mg	10~150mg	
SSRIs	草酸西酞普兰	5-HT	10mg	10~20mg	
SNRIs	文拉法辛	5-HT、NE	37.5~75mg	150~300mg	与曲马多联合使用注意预防5-HT综合征
	度洛西汀	5-HT、NE	20~60mg	60~120mg	
抗惊厥癫痫药	加巴喷丁	钙通道	100~300mg	900~1 800mg	
	普瑞巴林	钙通道	75mg	150~600mg	
	卡马西平	钠通道	100mg	300~1 200mg	加强监测

注:TCA,三环类抗郁药;SSRIs,选择性5-羟色胺再摄取抑制剂;SNRIs,5-羟色胺、去甲肾上腺素再摄取抑制剂;5-HT,5-羟色胺;DA,多巴胺;NE,去甲肾上腺素。

除用于神经病理性疼痛治疗外还可用于各种慢性病理疼痛的治疗。

(2)盐酸度洛西汀:又名(+)-(S)-N-甲基-γ-(1-萘基氧)-2-噻吩丙醇胺盐酸盐,是一种高选择性的5-羟色胺(5-HT)/去甲肾上腺素再摄取抑制剂(SNRI),对多巴胺(DA)递质系统也有一定的影响,对其他神经递质受体亲和力较弱。该药是美国FDA批准的第一个应用于疼痛治疗的SNRI类药物。口服吸收好,血浆浓度达峰时间为6小时,达到稳态需要3日,原则上度洛西汀使用剂量应一步到位,目标治疗剂量为60mg/d,但也可从小剂量开始服用,逐渐增加剂量至60mg/日。度洛西汀除用于神经病理性疼痛治疗外,还可用于各种慢性病理性疼痛的治疗、疼痛相关的躯体化障碍治疗等。

(3)文拉法辛:苯乙胺衍生物,对5-羟色胺和去甲肾上腺素的再摄取具有抑制作用,对多巴胺的再摄取也有微弱的抑制作用。开始剂量为每日口服75mg,与食物同进,如必要,几周后可加量至每日150mg。病情严重而住院者,开始给予150mg,如必要,每2~4日增加75mg,最大剂量可达375mg。与度洛西汀一样,文拉法辛目前也是多种神经病理性疼痛指南推荐的首选治疗药物。

二、抗癫痫药物

1. **作用机制** 抗癫痫药物用于治疗神经病理性疼痛历史悠久,其中卡马西平用于原发性三叉神经痛是经典的治疗方法,近年来开发出来的作用于钙通道的抗癫痫药物加巴喷丁、普瑞巴林也成为各种神经病理性疼痛治疗指南推荐的一线治疗用药。

钠通道和钙通道在神经病理性疼痛形成中具有重要作用,抗癫痫药物主要通过作用于这两种离子通道发挥作用。

2. **常用药物**

(1)卡马西平:是一种钠通道抑制剂,通过降低神经元的过度兴奋,恢复神经源细胞膜的稳定性发挥镇痛作用。用于镇痛开始剂量为 0.1g/ 次,2 次 /d;第 2 日后每隔一日增加 0.1 ~ 0.2g,直到疼痛缓解,维持量 0.4 ~ 0.8g/d,分次服用;最高量不超过 1.2g/d。

卡马西平的常见副作用包括恶心和昏睡。可能发生的严重副作用则包含皮肤红疹、中毒性皮肤坏死、骨髓功能下降、自杀冲动或意识混沌。有骨髓疾病或病史者不可服用。临床应用要注意检查监测,如有条件,建议做 *HLA-B* 基因检测,如阳性则禁忌使用卡马西平。

(2)加巴喷丁:分子结构为 1- 氨基甲基 - 环己烷乙酸,是人工合成的 γ- 氨基丁酸(GABA)类似物,是一种新型的抗癫痫药,具有中枢神经系统钙离子通道阻滞和外周神经抑制作用,并减少兴奋性氨基酸释放,进而发挥镇痛作用。可用于治疗糖尿病神经病理性疼痛、带状疱疹或带状疱疹后神经痛,以及中枢性神经病理性疼痛等。

使用方法:缓慢增加给药。第一日1次,睡前100~300mg;第二日2次,晨起、睡前各100~300mg;从第三日起,一日3次,晨起、中午、睡前各100~300mg,此后持续维持给药,若需增加剂量,每3日可增加50%~100%,每日最大剂量不宜超过1.8g。常见不良反应为嗜睡、眩晕和外周水肿等。

(3)普瑞巴林:分子结构为S-(+)-3-异丁基GABA,是具有氨基的酸类化合物,也是与天然神经递质类似的人工合成物,与钙通道 a_2-δ 亚基结合发挥镇痛作用。可用于多种神经病理性疼痛、内脏痛和纤维肌痛症治疗。

使用方法:起始剂量为75mg,2次/d,逐渐增加,最大剂量不超过300mg,2次/d。常见不良反应为嗜睡、眩晕和共济失调。

第五节 | 骨骼肌松弛药

骨骼肌松弛药是临床肌肉骨骼系统疼痛中常用

的治疗药物,对伴有肌张力增高的疼痛状态具有较好的疗效。目前临床最常使用的骨骼肌松弛药包括乙哌立松、巴氯芬和替扎尼定。

1. 乙哌立松 为 4'-乙基 -2-甲基 -3-哌啶苯丙酮盐酸盐,作用于脊髓和血管平滑肌,通过抑制脊髓反射,抑制 γ-运动神经元的自发性冲动,减轻肌梭的灵敏度,从而缓解骨骼肌的紧张;并通过扩张血管而改善血液循环,从多方面阻断紧张亢进→循环障碍→肌疼痛→肌肉紧张亢进这种骨骼肌的恶性循环。乙哌立松用于治疗伴有骨骼肌紧张的疼痛状态。

使用方法:成人每次 50mg,每日 3 次,餐后服用,可视年龄、症状酌情增减。

2. 巴氯芬 为 γ-氨基丁酸(GABA)的衍生物,通过作用于 GABA 受体,抑制兴奋性氨基酸的释放,进而降低脊髓内单突触和多突触传递,起到缓解骨骼肌痉挛状态、降低肌张力、缓解疼痛性肌痉挛和肌强直的作用。

使用方法:初始剂量为 5 ~ 10mg,3 次 /d,根据临床疗效逐渐增加剂量,一般一日不超过 80mg。

3. 替扎尼定 为 5-(4-氯苯基)-2,3-二氢 -1H-1,2,4-三唑 -3-酮盐酸盐,是中枢性 α_2 肾上腺素受体激动剂,通过增强运动神经元的突触前抑制作用而降低强直性痉挛状态。替扎尼定对多突触通路的作用最强，这些作用被认为与脊髓运动神经元的易化性降低有关。替扎尼定用于降低脑和脊髓外伤、脑出血、脑炎及多发性硬化病等所致的骨骼肌张力增高、肌痉挛和肌强直引起的慢性疼痛，替扎尼定还有降低胃酸分泌的作用。

使用方法：2mg/次，1 ~ 3 次/d，晚上睡前开始服用，最高剂量不超过 36mg/d。

第六节 | 局部麻醉药

局部麻醉药（简称"局麻药"）是一种能可逆完全或部分阻断神经传导功能的药物。它在临床麻醉和疼痛治疗中的应用广泛，主要用于神经阻滞疗法。局麻药的化学结构一般分为三个部分：亲脂性的芳香环、中间链接部分和亲水性的胺基，依据中间链为酯键或酰胺键，可将局麻药分为酯类或酰胺类。酯类局麻药主要有普鲁卡因、氯普鲁卡因、丁卡因、可卡因等；酰胺类局麻药主要有利多卡因、甲哌卡因、丁哌卡因、依替卡因、丙胺卡因、罗哌卡因等。

除用于神经阻滞外，目前门诊处方可用于治疗神经病理性疼痛、局部疼痛的局部麻醉药是利多卡因凝胶贴剂。每贴利多卡因凝胶贴剂含利多卡因 700mg（面积 14.0cm × 10.0cm，含膏量 14g），用于无破损皮肤,覆盖疼痛最严重的区域。按处方量贴敷(单次同时最多使用 3 贴),24 小时内累计贴敷时间不超过 12 小时。

第七节 | 镇痛中成药

镇痛中成药在社区疼痛治疗中具有重要地位,相对西药而言,中成药副作用较少,疗效一样可靠。祖国医学把疼痛分为风痛、寒痛、湿痛、热痛、气痛、淤痛、虫痛、食痛和虚劳损伤痛,在临床使用中应仔细按照药物作用机制选择合适适应证使用。

常用镇痛中成药的适应证和所用药物如下:

1. **颈肩腰腿痛、椎管狭窄症** 颈舒颗粒、腰肾膏、丹鹿通督片、瘀血痹片等,外用药膏包括祛风骨痛凝胶膏、消痛贴膏、通络祛痛膏等。

2. **骨关节炎** 通络骨质宁膏、痹祺胶囊等。

3. **骨质疏松及软组织损伤** 仙灵骨葆胶囊、壮骨止痛胶囊等。

4. **强直性脊柱炎、类风湿关节炎** 风湿骨痛胶囊 / 片、黑骨藤追风活络胶囊等。

科普园地

1. 镇痛药为何不镇痛？

有时候，患者吃了镇痛药却还是痛，这到底是为什么呢？让我们从以下几方面去找找原因。

首先，看看是否找对了疼痛的根源。疼痛只是症状，要找到疼痛的原因才能有效治疗。比如肚子痛，可能是胆结石、胆囊炎、阑尾炎、胃炎、胃溃疡或胃癌等。具体问题要具体分析。其次，还要考虑心理因素，心情也会影响治疗效果。如果很焦虑或抑郁，镇痛治疗可能作用不大，要进行心理疏导或服用情绪相关药物。另外，我们还要考虑药物剂量够不够，药量不足就控制不住疼痛，这时需要按照医生的建议调整剂量或者更换药品。最后，每个人对药品的反应不一样，有些人对某种镇痛药可能不敏感，需要问问专业医生来给予进一步的指导。

2. 医生开错药了吗？我疼痛却让我吃抗抑郁药？

很多疼痛患者到医院就诊，等拿到药后要不大吃一惊，要不很愤怒，为什么呢？因为他发现医生给他开了抗抑郁药，他觉得自己情绪都很正常，为什么要吃这个药呢？

大家可能不知道，长期慢性疼痛会产生较严重的情感障碍，如焦虑、抑郁等，长期焦虑、抑郁也会产生躯体疼痛。原因是疼痛和情绪的感觉通路及大脑处理区域相同或交通，疼痛和抑郁可能相互影响，抗抑郁药能够起到缓解疼痛、改善睡眠和减轻情绪障碍的作用，进而改善患者生活质量。

近年来，抗抑郁药治疗疼痛的疗效得到了大量的临床试验验证，慢性疼痛中枢治疗的主要抗抑郁药包括三环类抗抑郁药、选择性 5- 羟色胺再摄取抑制药、5- 羟色胺/去甲肾上腺素再摄取抑制剂和"非典型的"抗抑郁药。

需要注意的是，部分患者可能对这类药物并不敏感，或者存在其他潜在的健康问题，如心脏疾病、肝脏疾病等，切勿自行用药，应该在医生的指导下规范用药。

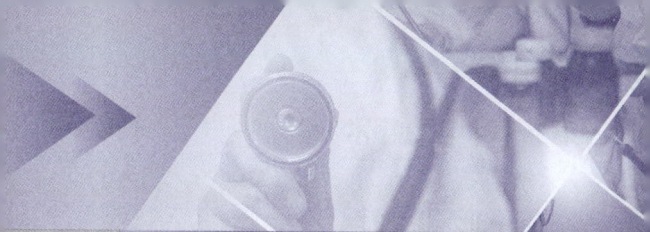

第六章 物理因子治疗

第一节 | 概述及分类

物理因子治疗简称"理疗"。通常包括电、光、声、磁、热等治疗方法。对许多病、伤引起的疼痛有良好疗效,且设备易于操作,便于设置,易被患者接受。但每种疗法均有其适应证、禁忌证、治疗频次及周期。若疗程结束后无明显疗效,建议转上级医疗机构进一步治疗。常用方法如下。

第二节 | 电治疗术

一、低频电治疗

1. **频率范围** 频率在 0～1 000Hz 脉冲电流。

2. **分类**

(1)神经肌肉电刺激(NMES)。

(2)经皮神经电刺激(TENS)。

(3)功能性电刺激(FES)。

(4)感应电疗法。

3. **治疗作用**

(1)兴奋神经肌肉组织。

(2)镇痛。

(3)改善局部血液循环。

4. **适应证** 各种急慢性疼痛，如神经痛、头痛、关节痛、术后伤口痛、肢端疼痛。

5. **禁忌证** 出血倾向、癫痫、传染性疾病、重要脏器疾病急性进展期和危重期；金属异物及局部结核病灶；有心脏起搏器或心率不稳；心前区、颈动脉窦区、体腔、孕妇腰腹部等特定部位；皮肤过敏、破损、感染、皮疹、静脉或动脉栓塞或血栓静脉炎发生区域。

6. **治疗** 每日或隔日 1 次，每个疗程 10 次或 15 次。

二、中频电治疗

1. **频率范围** 频率在 1~10kHz 的脉冲电流。

2. **分类**

(1)等幅中频电疗法。

(2)低频调制中频电疗法。

(3)干扰电疗法。

(4)音乐电疗法。

3. **治疗作用**

(1)促进血液循环。

(2)镇痛。

(3)消炎。

(4)兴奋神经肌肉组织。

(5)软化瘢痕、松解粘连。

4. **适应证**

(1)骨关节及软组织疾病:肩周炎、骨关节炎、慢性颈腰疼痛、软组织扭挫伤、肌筋膜炎、肌肉劳损、狭窄性腱鞘炎、注射后硬结、手术或外伤后软组织粘连。

(2)神经系统疾病:中枢和外周神经损伤导致的运动功能障碍或炎症引起的神经麻痹和肌肉萎缩等。

(3)其他慢性炎症:妇科慢性炎症。

5. **禁忌证** 出血倾向、治疗局部金属异物、有心脏起搏器、心前区、孕妇腰腹部。含有低频成分的中频电疗法需参照低频电治疗的禁忌证。

6. **治疗**　每日或隔日1次，每个疗程10次或15次。

三、高频电治疗

1. **频率范围**　频率高于100kHz的脉冲电流。

2. **分类**

(1)短波。

(2)超短波。

(3)微波。

3. **治疗作用**

(1)消炎、消肿。

(2)镇痛。

(3)增强细胞免疫功能。

(4)促进组织修复。

4. **适应证**

(1)亚急性、慢性炎症：肺炎、支气管炎、膀胱炎、前列腺炎、盆腔炎、附件炎。

(2)骨关节疾病：骨性关节炎、肩周炎、颈椎病、关节少量积液、软组织扭挫伤。

(3)风湿性疾病：风湿性关节炎、类风湿关节炎。

(4)其他：外周神经损伤、神经炎、神经痛。

5. **禁忌证**　恶性肿瘤、出血倾向、治疗局部金属异物、有心脏起搏器、青光眼、颅内高压、妊娠、活动性结核、疼痛性疾病、严重心肺功能不全。

6. **治疗**　治疗时应屏蔽眼和睾丸附近。每日或隔日 1 次，每疗程 10 次。

经皮神经肌肉电刺激(TENS)治疗

第三节 | 磁治疗术

一、经颅磁治疗

1. **治疗作用**

(1)高频(> 1Hz)经颅磁治疗可引起皮质兴奋性增高。

(2)低频(≤ 1Hz)经颅磁治疗可引起皮质功能抑制,通常无刺激风险。

(3)引起突触可塑性变化。

(4)改善脑血流。

2. **适应证**

(1)精神类疾病:精神分裂症、抑郁症、强迫症、狂躁症、创伤后应激障碍(PTSD)、儿童孤独症、注意缺陷与多动障碍等。

(2)神经康复疾病:促进脑卒中后言语、吞咽、运动功能重建,改善认知障碍,对昏迷有促醒作用,促进帕金森病、脊髓损伤康复等。

(3)失眠。

(4)偏头痛。

(5)耳鸣。

3. **禁忌证**

(1)绝对禁忌证:靠近刺激线圈有金属或电子仪器,如电子耳蜗、脉冲发生器、医疗泵等置于人体内。

(2)相对禁忌证:有癫痫史、脑外伤、脑肿瘤、脑炎、脑血管病、睡眠剥夺、醉酒、过度疲劳者、颅内埋置电极、妊娠、严重心脏病等。

4. **治疗** 每日一次,每周5日,每疗程2~3周。

二、外周磁治疗

1. **频率选择** 目前常用的外周磁治疗方案均使用大于5Hz的高频刺激,其中频率为20~30Hz应用最为广泛。

2. **治疗作用**

(1)诱导皮质效应:兴奋所刺激肢体的感觉运动神经纤维,并通过产生节律性的肌肉收缩、振动间接兴奋机械感受器,二者共同汇流形成本体感觉传入信号作用于中枢神经系统。

(2)提高运动神经的传导和兴奋性。

(3)增加肌肉力量,改善运动功能。

(4)改善肌骨疼痛。

3. 适应证

(1)肢体痉挛。

(2)吞咽功能障碍。

(3)运动功能障碍。

4. 禁忌证 体内有金属异物或其他置入电子装置、癫痫、恶性肿瘤、皮肤破溃、妊娠。

5. 治疗 每日或隔日1次,每疗程10次或15次。

第四节 | 光治疗术

一、红外线治疗

应用电磁波谱中红外线部分治疗疾病的方法称为红外线疗法。红外线为一种不可见光线,波长为0.76 ~ 400μm。根据波长可将红外线分为短波红外线(0.76 ~ 1.5μm)和长波红外线(1.5 ~ 400μm)。

1. 治疗作用

(1)缓解肌肉痉挛。

(2)镇痛。

(3)改善局部血液循环、促进炎症消散。

(4)促进组织再生。

(5)减轻术后粘连、软化瘢痕。

2. 适应证

(1)外科系统疾病:外伤感染创面,慢性不愈伤口、压疮,瘢痕挛缩,慢性静脉炎。

(2)骨关节肌肉系统疾病:骨性关节炎、扭挫伤、软组织损伤。

(3)电刺激及按摩前准备、主被动功能训练前准备等。

3. 禁忌证 急性损伤、高热、化脓性炎症、循环障碍、心肺功能不全、局部皮肤感觉障碍、认知功能障碍、血栓性深静脉炎、恶性肿瘤、活动性结核、水肿及出血倾向、烧伤后的瘢痕、系统性红斑狼疮、治疗局部金属异物、怀孕、老弱年幼患者等。

4. 治疗 每日或隔日1次,每疗程10次或15次。

二、激光治疗

激光是指利用分子或原子受激发辐射的光放大后产生的光束,它既具有一般光的反射、折射、干涉等物理特性,又具有相干性好、高单色性、高方向性、高亮度等特性。激光治疗分为低能量激光治疗和中、高能量激光治疗。康复医学科中以低能量激光治疗为主,主要为半导体激光治疗和氦氖激光治疗。

1. **治疗作用**

(1)改善局部血液循环、促进炎症消散。

(2)促进软组织损伤和骨折愈合。

(3)镇痛。

(4)增加周围神经传导速度、加速神经再生、减缓神经瘢痕形成。

(5)抑制细菌生长。

2. **适应证(低能量激光治疗)**

(1)外科疾病:慢性伤口、慢性溃疡、压疮、烧伤创面、甲沟炎疖痛、淋巴结炎、静脉炎、腱鞘炎、肩周炎、肱骨外上髁炎或软组织扭挫伤等。

(2)口腔科疾病:口腔溃疡、口炎、颞颌关节功能紊乱综合征。

(3)神经学症状:腕管综合征、糖尿病周围神经病变等。

3. **禁忌证**　恶性肿瘤、出血倾向、高热、皮肤结核、心肺肾功能不全、甲状腺或其他内分泌腺体、放疗后4~6个月、不可直接照射眼睛。

4. **治疗**　每日或隔日1次,每疗程10次或15次。

第五节 | 超声波治疗

一、低能聚焦超声治疗

低能聚焦超声采用聚焦式发射声场,治疗时声束向声轴方向汇聚的效果较普通超声要明显,可有效地避免皮肤处入射能量过大造成的不适感和损伤,可实现能量在一定深度时与入射面相等甚至更高。低能聚焦超声具有普通超声所没有的良好的聚焦性、穿透性和抗衰减性,且不具有高能聚焦超声的破坏性。

1. **声强范围**　声强范围为 $30\sim500\text{mW/cm}^2$。

2. **治疗作用**

(1)对肌肉及结缔组织的作用:可降低挛缩肌肉的张力,使肌纤维松弛而解除痉挛,中等剂量的超声波有软化消散的作用。

(2)对骨骼的作用:可促进骨痂生长。

(3)对循环系统的作用:使血管舒张,血流速度加快,血管壁通透性增强。加速软组织和骨愈合过程。

(4)对神经系统的作用:能使神经兴奋性降低、神经传导速度减慢,减轻神经的炎症反应,促进神经损伤的愈合,提高痛阈,减轻疼痛。

3. **适应证**

(1)神经调控。

(2)软组织疼痛。

(3)关节炎。

(4)骨折愈合。

(5)牙科治疗。

4. 禁忌证 恶性肿瘤、有心脏起搏器、金属植入物、血栓性静脉炎、感染区域、出血倾向、循环障碍、感觉障碍，儿童骨骺、孕妇腹部、眼睛、生殖器官、心脏、骨水泥、塑料构件等部位禁用。

5. 治疗 每日或隔日1次，每疗程10次或15次。

二、高能聚焦超声治疗

1. 声强范围 声强范围高于1 000W/cm^2。

2. 治疗作用 高能聚焦超声是一种安全、有效的肿瘤治疗方式，其原理是将能量密度较低的超声波汇聚到人体内的肿瘤部位，利用交点处超声波的热效应，在靶区形成60℃以上的高温，导致蛋白质变性及组织细胞凝固性坏死或不可逆的严重损伤，从而达到治疗肿瘤目的。此外，死亡的肿瘤细胞和组织释放出抗原，有可能激活机体的免疫系统，从而增强身体的免疫效应。

3. 适应证

(1)肝脏肿瘤。

(2)前列腺肿瘤。

(3)肺癌。

(4)骨肿瘤。

(5)其他良恶性肿瘤:子宫肌瘤、肾脏肿瘤及肾上腺肿瘤、颅内肿瘤(需开放式磁共振引导)、软组织肿瘤等。

4. 禁忌证

(1)含空气腔脏器肿瘤,如肠道、胃等肿瘤。

(2)治疗相关区域存在皮肤破溃或感染。

(3)治疗相关区域接受过 45Gy 以上的放疗。

(4)超声治疗的通道存在显著钙化的动脉血管壁。

(5)有重要脏器功能衰竭。

(6)有严重凝血功能障碍。

(7)不能耐受相应麻醉。

(8)机械定位影像系统不能清晰显示。

第六节 | 冲击波治疗

1. 治疗作用

(1)组织损伤修复重建。

(2)组织粘连松解。

(3)扩张血管和血管再生。

(4)缓解疼痛。

(5)控制炎症及感染。

(6)高密度组织裂解。

2. **适应证**

(1)软组织损伤性疾病:肩部钙化性肌腱炎、肱骨外上髁炎(网球肘)、肱骨内上髁炎(高尔夫球肘)、大转子疼痛综合征、髌腱炎、慢性跟腱病、足底筋膜炎等。

(2)骨组织疾病:骨折延迟愈合、骨不连、应力性骨折、无关节紊乱的股骨头坏死、无关节紊乱的剥脱性骨软骨炎等。

(3)皮肤疾病:伤口延迟愈合或不愈合、皮肤溃疡、非圆周烧伤、皮肤下脂肪团。

3. **禁忌证** 出血倾向和严重凝血障碍、恶性肿瘤、有心脏起搏器、血栓形成、皮肤破溃及局部感染、肌腱及筋膜急性损伤、关节液渗漏、妊娠、胎儿等。空腔、肺组织、骨骺板、大脑和脊柱、大血管及主要神经走行处等部位禁用。

4. **治疗** 能量由低到高微调,以患者能够忍受为宜,能量密度为 $0.10 \sim 0.20 \text{mJ/mm}^2$。每次治疗选定 $2 \sim 4$ 个治疗点,冲击 2 000 次,每次间隔 $5 \sim 7$ 日,$3 \sim 5$ 次为一疗程。

视频3

体外冲击波治疗

第七节 | 其他物理因子治疗

一、冷疗法

利用低于体温及周围空气温度但高于 0℃ 的低温，使机体发生一系列功能性改变而达到治疗的方法。

1. 治疗作用

(1)减轻局部充血和出血。

(2)缓解疼痛、消除肿胀。

(3)控制炎症。

(4)降低体温。

(5)减少继发性损伤。

2. 适应证

(1)各种创伤急性期：擦伤、挫伤、扭伤、骨折、关节脱位和肌腱断裂的急性期。局部会出现水肿、出血、疼痛及功能受限，一般要持续 48 小时。在创伤早期及时应用冷疗，可使上述反应减轻到最低程度。

(2)疼痛和痉挛性疾病：急性腰痛、肩痛、偏头痛、截肢后残肢痛及创伤痛。

(3)各种急性炎症期：如疖肿、丹毒和蜂窝织炎等。

3. 禁忌证
雷诺病、阵发性冷性血红蛋白血尿症、冷过敏、心功能不全、肝肾功能不全、慢性炎症或深部化脓性病灶、系统性红斑狼疮，慎用于局部血液循环障碍、感觉障碍、认知障碍患者。枕后、耳廓、阴囊、心前区、腹部等部位禁用冷水。

4. **治疗**　每日或隔日 1 次，每疗程 10 次。

二、冷冻疗法

利用 100 ～ 0℃的低温冷却和冻结生物组织，产生生理性或代谢性抑制或结构破坏，治疗某些疾病的方法称为冷冻疗法。温度低于 – 100℃的治疗为深度冷冻疗法或超低温疗法。

1. **治疗作用**

(1) 提高免疫能力。

(2) 抑制病原菌(包括病毒、细菌、真菌等)。

(3) 可以有效降低末梢神经的敏感性，从而达到止痛、止痒的作用。

(4) 治疗原发肿瘤时，可以抑制肿瘤的转移。

2. **适应证**

(1) 病毒所致的疾病：扁平疣、寻常疣、跖疣、传染性软疣、尖锐湿疣、带状疱疹等。

(2) 真菌所致的疾病：孢子丝菌病、马拉色菌毛囊炎、着色芽生菌病等。

(3) 细菌所致的疾病：痤疮、酒渣鼻、疣状皮肤结核、寻常狼疮、化脓性肉芽肿等。

(4) 良性增生性皮肤病：皮肤纤维瘤、鸡眼、胼胝、脂溢性角化症、瘢痕、汗孔角化症、肥厚性扁平苔藓、睑黄瘤、皮脂腺痣、疣状痣、角化棘皮瘤、皮肤淀粉样变等。

(5)免疫性皮肤病：慢性湿疹、接触性皮炎、虫咬皮炎、丘疹性荨麻疹、增生性盘状红斑狼疮、神经性皮炎、结节性痒疹等。

(6)恶性皮肤肿瘤：基底细胞癌等。

(7)色素性疾病：雀斑、色素痣、特发性点状色素减退斑、局限性白癜风等。

(8)血管性疾病：较小的血管瘤等。

(9)其他：斑秃、雄激素源性脱发、硬化萎缩性苔藓、黏液囊肿、结节病等。

3. 禁忌证 雷诺病、严重的寒冷性荨麻疹、冷球蛋白血症、冷纤维蛋白血症、严重冻疮、老年、幼儿等对冷冻治疗不耐受者。

4. 治疗 一或两周一次。

三、石蜡疗法

1. 治疗作用

(1)改善局部血液循环，促进水肿炎症消散。

(2)促进上皮组织生长，创面愈合，软化松解瘢痕组织及肌腱挛缩。

2. 适应证

(1)外科疾病：软组织扭挫伤、腱鞘炎、滑囊炎、腰背肌筋膜炎、慢性关节炎及外伤性关节疾病、术后、冻伤后软组织粘连、瘢痕及关节挛缩等。

(2)神经系统疾病:外周神经损伤、神经炎、神经痛和神经性皮炎等。

3. **禁忌证**　出血倾向、开放性伤口、感染性炎症局部、急性创伤早期、活动性结核局部、感觉障碍、孕妇腰腹部、皮肤对石蜡过敏者。

4. **治疗**　每日或隔日1次,每疗程10次或15次。

四、温热带敷疗法

1. **治疗作用**

(1)使局部血管扩张,血液循环加强,促进代谢,改善组织营养。

(2)使毛细血管通透性增高,促进渗出液的吸收,消除局部组织水肿。

(3)降低末梢神经的兴奋性。减低肌张力,缓解疼痛。

(4)软化松解瘢痕组织和挛缩的肌腱。

2. **适应证**　软组织扭挫伤恢复期、肌纤维组织炎、肩关节周围炎、慢性关节炎、关节纤维强直、关节挛缩僵硬和坐骨神经痛等。

3. **禁忌证**　出血倾向、开放性伤口、感染性炎症局部、急性创伤早期、活动性结核局部、感觉障碍、孕妇腰腹部。

4. **治疗**　每日或隔日1次,每疗程10次或15次。

五、压力治疗

1. 治疗作用

(1)改善静脉和淋巴循环。

(2)限制组织的形状和大小。

2. 适应证

(1)水肿。

(2)预防下肢深静脉血栓形成。

(3)静脉淤滞性溃疡。

(4)截肢术后残肢整形。

(5)肥厚性瘢痕的控制。

(6)体位性低血压。

3. 禁忌证

(1)心力衰竭或肺水肿。

(2)急性深静脉血栓、血栓性静脉炎或肺栓塞。

(3)卒中或显著脑血管功能不全。

(4)淋巴或静脉回流阻塞。

(5)急性局部皮肤感染。

(6)显著低蛋白血症。

(7)急性创伤或骨折。

(8)动脉血运重建术。

(9)癌症。

4. 治疗
上肢膨胀压 30~60mmHg，下肢膨胀压 40~80mmHg，每日 1~2 次，每次 10~30 分钟。

六、生物反馈治疗

通过反馈仪将肌电信号叠加输出，转换成患者能直接接受的反馈信息(如颜色、数字、声响)，患者根据反馈信息对骨骼肌进行放松训练或对瘫痪肌群进行运动功能训练的方法。

1. **治疗作用**

(1)运动和姿势矫正。

(2)肌肉力量与功能训练。

(3)缓解肌肉痉挛。

(4)放松全身或特定肌肉。

2. **适应证** 偏头痛、紧张性头痛、颈椎病、腰椎病、高血压病、失眠、神经症、焦虑症、痉挛性斜颈、脑卒中偏瘫、脊髓损伤及周围神经损伤等。

3. **禁忌证** 出血倾向、癫痫、传染性疾病、各种重要脏器疾病急性进展期和危重期；金属异物及结核病灶局部；有心脏起搏器或心率不稳；心前区、颈动脉窦区、体腔、孕妇腰腹部等特定部位；皮肤过敏、破损、感染、皮疹、静脉或动脉栓塞或血栓静脉炎发生的区域；智力缺陷、精神分裂、感觉性失语、青光眼或治疗中出现眼压升高。

4. **治疗** 每日或隔日 1 次，每疗程 10 次。

科普园地

1. 做理疗真的有效吗?

"理疗"是物理因子治疗的简称,在临床工作中被广泛采用的一种康复治疗方法,主要通过非药物的方式治疗和缓解各种疾病和伤害。研究表明,理疗可以显著改善患者的功能能力,减轻疼痛,提高生活质量。例如,很多羽毛球爱好者会出现的"网球肘""腱鞘炎",通过冲击波疗法可以松解组织,疏散炎症,加速恢复,疗效确切。然而,理疗并不是万能的,其效果取决于多种因素,比如病情和伤害类型不同,采用的理疗方式也有不同。其次,由于个体差异,每个人对理疗的反应也不尽相同。理疗要发挥最佳的效果,需要医患高度配合,要坚持不懈地治疗和康复训练,有时候还需要与其他治疗方法(如药物治疗、手术等)结合使用,这样才能达到最佳治疗效果。

2. 理疗可以自己在家里做吗?

理疗可以在家里做,但并非所有的项目都适合。下面介绍一些适合居家应用的理疗项目和设备。

热敷:可以使用家中的热水袋、暖宝宝等工具,缓解肌肉疼痛和关节僵硬;

冷敷:主要使用冰袋来减轻急性损伤后的肿胀和疼痛;

水疗:通过家中的浴缸进行温水浴,可以缓解肌肉紧张和疼痛；

筋膜枪：可以帮助缓解肌肉疲劳和预防运动损伤，例如，跑步或者打球等运动后的放松等。

需要提醒的是，在家中开展理疗操作之前，应该咨询医生或物理治疗师，熟悉相关操作后再进行，并且在进行理疗时要注意安全。此外，家中理疗也并非适用于所有人，对于特殊人群，如孕妇、儿童、患有心脏问题者、骨折或有严重骨质疏松症的人应在使用前务必咨询专业医疗人员。

第七章　运动疗法

第一节 | 概述及分类

　　运动疗法是指通过系统的、有计划的运动训练，改善或恢复患者功能障碍的方法，需要利用器械、徒手或患者自身力量，它是物理治疗方法中的主要组成部分。目的是治疗或预防身体结构和功能损伤，改善提高身体活动和社会参与水平，优化整体的健康状态。

　　临床常用的基本种类包括：关节活动训练、肌力训练、有氧训练、平衡协调性训练、神经肌肉激活训练、核心稳定训练等。

　　个体化运动治疗方案可以通过增强肌肉力量、改善关节活动度和促进局部血液循环等来减轻疼痛，延缓疾病进程,提高患者生活质量。

第二节 | 常用运动疗法介绍

一、关节活动技术

运动疗法最基本的技术之一,它是利用手法、设备和器材、患者自身体重等各种方法,维持和恢复因组织粘连或肌肉痉挛等多种因素导致的关节功能障碍。改善关节活动的方法包括主动运动、主动助力运动和被动运动。各种原因导致的关节不稳定、未愈合的关节内骨折、急性炎症、肿瘤性病变等需特别注意。

主动运动是患者主动用力收缩肌肉完成关节运动或动作,以维持关节活动范围,主要用于治疗和防止关节周围组织挛缩与粘连,保持关节活动度,但对重度粘连和挛缩治疗作用不明显。

主动助力运动是患者在治疗师、患者健侧肢体、器械等外力辅助下主动收缩肌肉完成运动或动作,其目的是逐步增强肌力,建立协调动作模式。

被动运动是通过治疗师徒手或者专用器械使关节完成运动。持续被动运动需使用专业器械,使关节进行持续较长时间缓慢被动的训练方法,主要用于防治制动引起的关节挛缩,促进组织修复,改善循环功能。

二、关节松动技术

关节松动技术是一类改善关节活动受限、疼痛等功能障碍的手法治疗技术,是康复治疗中的基本技术之一,目前广泛应用于肌肉骨骼系统、神经系统等疾病的康复治疗。常用的关节松动技术有 Maitland 松动术、Kaltenborn 松动术和 Mulligan 松动术。全面细致的评定是关节松动术的基础,需根据不同的症状或情况选择不同等级或剂量,它不能改变疾病本身的进展,治疗的目的是减轻疼痛,维持可用的关节活动,并减少因活动受限所造成的不良结果。

三、肌力训练

肌力训练是通过有计划、有步骤地学习和辅导,增加患者肌肉收缩所能产生的最大力量的方法,可广泛应用于脑卒中、骨折术后等肌力下降表现的康复治疗中。按照肌肉收缩形式分为等长训练、等张训练、等速训练等。按照有无阻力分类分为辅助主动训练、主动训练和抗阻训练。

四、有氧训练

又称有氧运动,主要是以有氧代谢提供运动中所需能量的运动方式,提高心血管系统、呼吸系统和新陈代谢的功能。有氧运动的训练方式主要有持续训练法、乳酸阈强度训练法、间隙训练法和高原训练法。对健康人群和不同疾病人群的运动频率、强度、时间、方式、注意事项等有不同要求。

五、其他运动疗法

其他诸如平衡与协调训练、步行训练、心肺功能训练、核心稳定训练、血流限制训练等多种运动疗法，用于恢复或改善患者已经丧失或减弱的器官功能，增强心肺功能，促进内分泌系统的代谢功能，提高神经系统的调节能力，调节精神和心理状态，预防和治疗肌肉萎缩、关节僵硬等并发症。

视频4

关节松动技术

第三节 | 常见疾病运动治疗方案

一、软组织损伤急性期(伤后1周内)

告知患者预期的恢复时间及如何保护受伤部位。

进行冷敷、加压、抬高，必要时使用支架、胶布、石膏固定损伤部位。在最小的疼痛范围内进行适度的被动关节运动；若肿胀快速出现或有出血现象，需要药物治疗。

注意事项：使用正确的休息及活动剂量。避免过度活动造成疼痛增加、炎症加剧的现象。避免进行牵伸和抗阻训练。

二、软组织损伤亚急性期（伤后 3 周内）

告知患者预期的愈合情况及遵循处理原则的重要性。制定居家康复运动计划，鼓励患者进行与治疗计划一致的功能训练。继续使用支架、胶布、绷带等辅助性器材保护愈合中的组织；进阶提高无痛活动的时间，随着肌肉肌力的增加而减少辅助器材的使用。在不导致疼痛的范围内，由被动活动渐进至主动辅助活动，再至主动活动。

注意事项：炎症或关节肿胀症状在这一阶段早期开始减轻；随着活动水平的进阶，可能会出现一些不适的现象，但不应该持续超过数小时。活动过度的表现包括静息性疼痛、疲劳、肌肉无力增加及痉挛。

三、软组织损伤慢性期（伤后 3 周以上）

指导患者安全的运动及牵张技巧，监控患者的理解程度及依从性。教会患者预防再损伤的方法，安全的人体力学、人体工程学。由次大至最大阻力,导向的进阶性抗阻训练(向心和离心、负重和非负重),由单平面至多平面活动,由简单至复杂;在近端稳定下的远端活动,延长慢速动作的时间;进阶复杂度及时间。以安全的活动方式加强有氧运动。持续使用支持性或辅助性器材,至关节活动度能达到功能性及肌肉肌力足够支持。持续进行渐进式的肌力训练运动和进阶训练活动直至肌力能达到所需的活动需求。

注意事项:随着运动强度的进阶可能出现些许不适,但不应持续至数小时。活动进展过快或运动量过大的表现包括关节肿胀及疼痛持续超过 4 小时,或是需要服用药物来缓解,以及肌力下降、容易疲劳。

四、慢性损伤 / 累积性损伤

首先告知患者引发慢性损伤、累积性损伤的原因,对患者进行人体工程学教育,并说明如何预防复发。在制订家庭训练计划时,强调进阶牵伸和力量训练。同时注意改善环境,从而减少对损伤组织的刺激。必要时可以使用冷疗、加压、按摩、交叉纤维按摩、软组织松动等技术。在治疗过程中也可以适当使用夹板、贴布、石膏等制动措施,使受累组织休息。

注意事项:若牵伸后有关节活动度逐渐下降的情形,必须停止牵伸。重新评估,并找出是否瘢痕组织仍存在慢性炎症的现象,或是出现保护性的肌肉僵硬。加强损伤部位的稳定性,并以适当的动作模式做训练。

五、骨折固定期间治疗方案

指导功能的自适应,例如安全地行走及在床上的活动。冰敷、抬高骨折部位。间歇性肌肉定位收缩运动。骨折固定区域以上及以下的关节做主动关节活动度。对未被固定的大肌肉群做阻力运动,特别是为未来的行走能力做准备。告知患者骨折后恢复正常过程中的注意事项,直至骨折部位达到放射线性愈合,指导并加强居家运动治疗。

注意事项:在骨折部位达到放射线性愈合之前,骨折部位远端不可有阻力。

科普园地

1. 运动疗法只有现代医学中有吗?

有相当多的人会认为,运动医学作为康复医学中的治疗方式之一,是随着现代科学的兴起而出现的。

其实不然,在我国,像太极、八段锦、五禽戏等大家耳熟能详的运动均是传统运动疗法,不仅具有健身效果,还具有一定的医疗价值,适合不同年龄段和健康状况的人群练习。通过练习太极拳可以改善呼吸系统疾病、调节心血管功能、提高新陈代谢、强化骨骼健康。八段锦基于中医经络理论，通过调整呼吸和身体活动，达到强身健体、调理脏腑的效果。五禽戏通过模仿动物的动作和神态，达到锻炼身体和调理脏腑的目的，适合有慢性基础疾病的人练习，有助于防病祛病。中国传统运动疗法通过运动来调节人体的气血、疏通经络、平衡阴阳，从而促进身体健康和预防疾病。不仅被用于治疗某些特定的疾病，如关节炎、慢性疼痛等，也被广泛用于提高生活质量和增强整体健康。

2. 跑步运动是否会损伤膝关节呢？

跑步运动本身在适度情况下，通常不会损伤膝关节。跑步能增强腿部肌肉力量，膝关节提供保护和支撑，减少人体受伤风险。然而，过度跑步、姿势不正确或缺乏热身，都可能增加膝关节受伤疼痛的可能性。我们建议，跑步前应充分热身，提高肌肉温度，减少损伤风险，跑步过程中注意保持身体直立，避免过度前倾或后仰，同时采用正确的脚部落地方式，以减少对膝关节的冲击。跑步后，及时进行拉伸放松，帮助肌肉恢复。当然，选择合适的跑鞋和跑道，也能有效减轻膝关节的压力。

此外，体重过重的患者或有膝骨关节退化的老年患者，跑步时对膝关节的冲击力较大，可能加重关节面和半月板磨损，建议采用其他健身方法锻炼。

　　如果跑步后膝关节出现轻微不适，可能是运动后的正常反应，可通过休息、冷敷和适当按摩来缓解。但若疼痛持续加重或伴有肿胀、活动受限等症状，应及时停止跑步，并寻求专业医生的帮助和建议。

第八章 关节注射技术

第一节 | 概述及分类

关节疼痛注射疗法在疼痛科的治疗过程中具有举足轻重的地位,这些治疗技术可以暂时缓解关节周围疼痛症状,阻断疼痛的恶性循环,促使人体各关节逐步向正常状态演变。最常见的关节痛疾病包括膝关节周围疼痛、肩关节周围疼痛和肘关节周围疼痛。最常用的注射术包括膝关节腔注射术、腘窝囊肿注射术、肩关节腔注射术、肩峰下滑囊注射术、肱二头肌长头肌腱注射术和肱骨外上髁炎注射术。最基本的治疗药物是局部麻醉药物和糖皮质激素药物的混合溶液,临床上最多见的局部麻醉药包括利多卡因和罗哌卡因，而最多见的糖皮质激素包括曲安奈德、复方倍他米松和地塞米松。

第二节｜膝关节腔注射术

一、适应证

1. 骨性关节炎。
2. 类风湿关节炎。
3. 创伤后关节炎。
4. 关节腔内特殊治疗（如玻璃酸钠、富血小板血浆等）。

二、禁忌证

感染、高热、出血倾向、局麻药过敏、膝关节局部感染或破溃、膝关节骨质或软组织病理性病变。

三、操作技术

1. **传统注射**　患者仰卧位，患侧膝关节屈曲70°～90°，在胫腓关节外侧区域皮肤予以消毒后准备穿刺。在无菌操作环境下，可在髌骨外侧缘触及膝关节外侧"膝眼"，在髌骨外侧缘和股骨髁之间缓慢进针，依次经过皮肤、皮下组织、关节囊进入关节腔。如果进针过程中触及骨质，则将针退到皮下后重新偏向上方穿刺。如果推药时阻力较大，针尖可能触及韧带或肌腱，此时应该少许进针直到阻力明显减小为止。随后注入镇痛混合液 5ml，注药后缓慢拔出针头，使用无菌贴覆盖（图 8-1）。

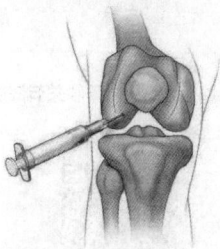

图 8-1 传统膝关节注射

2. **超声引导下注射** 患者取仰卧位，枕头置于膝下，使关节外翻（或内翻）且屈曲约 30°。采用高频线阵超声探头（6～13MHz）。进行关节腔穿刺一般选用膝关节内或外侧进针，将探头置于髌骨和股骨内外侧髁之间，超声下显示髌骨构成关节隐窝的上边界，股骨髁构成关节隐窝的下边界，两者之间是关节囊，呈线状低回声结构。采用平面外技术，直接穿刺进入膝关节腔，在此处推注药液阻力较小（图 8-2）。

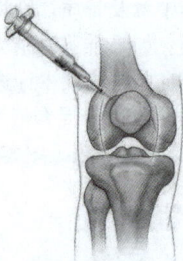

图 8-2　超声引导下膝关节注射

膝关节腔注射术

第三节 | 腘窝囊肿注射术

一、适应证

1. 继发于腘窝囊肿的疼痛。
2. 巨大腘窝囊肿。

二、禁忌证

感染、高热、出血倾向、局麻药过敏、附近皮肤有局部感染或破溃。

三、操作技术

1. **传统注射**　患者取俯卧位，使膝关节轻度屈曲。常规予以膝后周围皮肤区域消毒。找到腘窝中点，随后在内侧两指、下侧两指处定位，触摸并确定囊肿大小、软硬程度及其涉及范围。与腘窝内缘成45°，穿刺针逐步缓慢地边进针、边回抽，避免损伤神经和血管。在滑囊液抽吸后进行药物注射。

2. **超声引导下注射**　患者取俯卧位，将线阵超声探头（6~13MHz）横向放置于腘窝皱褶内侧进行探查。在腓肠肌内侧头和半膜肌之间可以看到典型的囊性低回声团块。采用平面内技术，将穿刺针刺入腘窝囊肿内，抽吸囊液之后可进行药物注射。

第四节｜肩关节腔注射术

一、适应证

1. 肩关节粘连性关节囊炎。
2. 盂肱关节炎（骨性、创伤性、继发性）。
3. 肩袖撕裂关节痛。
4. 关节腔内特殊治疗（如玻璃酸钠、富血小板自体血等）。

二、禁忌证

感染、高热、出血倾向、局麻药过敏、附近皮肤有局部感染或破溃、肩关节骨质或软组织病理性病变。

三、操作技术

1. **传统注射**　肩关节腔（盂肱关节腔）由肩胛骨关节盂与肱骨头形成。盲穿通常采用前入路法。患者取坐位或仰卧位，常规予以肩关节周围皮肤和肩峰下区域消毒。患侧上臂稍外展外旋，在肩关节前方，确定肩峰正中央下方约 2.5cm 处为穿刺点。穿刺针经过皮肤、皮下组织，通过关节囊进入关节腔。若在行进中触及骨质，则调整穿刺针方向，向内上方调整后重新进针。进入关节腔后，若无阻力，则缓慢注射药物后退针（图 8-3）。

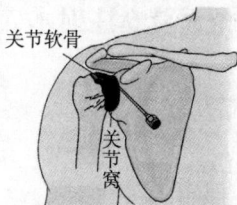

图 8-3　传统肩关节注射

2. **超声引导下注射**　超声引导通常采用后入路。患者取侧卧位，患肩向上，患侧上肢前举、肘部屈曲。采用高频线阵超声探头（6～13MHz），探头平行于肩胛冈且放置在肩胛冈下方、盂肱关节后方的位置，此时可清楚地显示冈下肌、肱骨、关节盂和肩关节囊。采用平面内技术，在探头后侧 1cm 处进针，超声引导下调整进针方向直至针尖位于关节腔内，注射少量液体，在关节腔内可观察到高回声旋涡，证实药物被注射入了关节腔内，随后缓慢注射完药液后退针。

视频6

肩关节腔注射术

第五节 | 肩峰下滑囊注射术

一、适应证

1. 肩袖损伤。
2. 肩峰撞击综合征。
3. 肩袖肌腱炎。

二、禁忌证

感染、高热、出血倾向、局麻药过敏、肩关节局部感染或破溃、肩关节骨质或软组织病理性病变。

三、操作技术

1. **传统注射** 肩峰下间隙通常位于肩峰、肩锁关节、喙突和喙肩韧带正下方。患者取坐位或仰卧位，对肩关节上部、肩峰和锁骨远端皮肤进行消毒。确定肩峰外侧缘，在肩峰下约 2.5cm 做标记，穿刺针穿过皮肤、皮下组织和肩峰下到达滑囊。若在行进中接触到骨质，则稍微退针到皮下组织，稍向下调整方向后再进针。穿刺针进入滑囊后，缓慢注入药物后退针（图 8-4）。

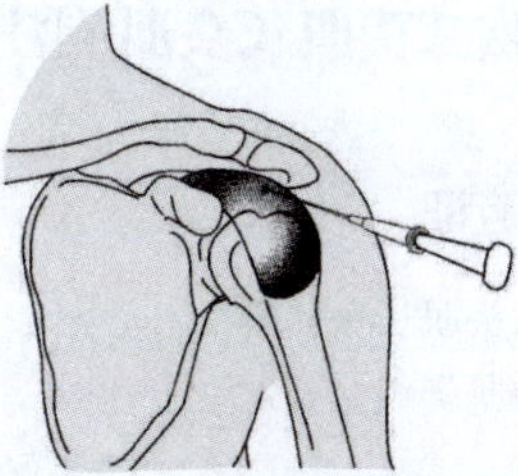

图8-4 传统肩峰下滑囊注射

2. **超声引导下注射** 患者取侧卧位，患侧朝上，采用高频线阵探头（6～13MHz）。超声探头在确认肩峰外侧端位置后，侧向缓慢移动确认的高回声边缘，此时可见附着于肩峰的三角肌及位于肩峰下、附着于肱骨大结节的冈上肌腱，冈上肌的表面有一层薄薄的低回声结构，即为肩峰下滑囊。采用平面内技术，在探头后侧1cm处进针，超声引导下调整进针方向直至针尖位于关节囊内，随后缓慢注射完药液后退针。

视频7

肩峰 - 三角肌下滑囊注射术

第六节 | 肱二头肌长头肌腱注射术

一、适应证

1. 肱二头肌长头肌腱炎。
2. 肩袖肌腱炎。

二、禁忌证

感染、高热、出血倾向、局麻药过敏、肩关节局部感染或破溃、肱二头肌长头肌腱部分或完全撕裂。

三、操作技术

1. **传统注射** 肱骨大、小结节位于肩峰下，大、小结节之间为结节间沟，其间有肱二头肌长头肌腱通过。患者取坐位，上臂外旋位，触摸到肩峰前侧缘，其正下方的小切迹即为肱骨大结节上的冈上肌腱附着点，依次向下可触摸到冈下肌、小圆肌、胸大肌肌腱附着点；触摸确认喙突，喙突外侧可触及一小粗隆即为肱骨小结节。常规消毒肩关节前区的皮肤，确定肱二头肌肌腱位置，穿刺针刺入皮肤、皮下组织和肌腱，直至抵达骨质。此时，将针退出 1mm，离开肱骨骨质，随后缓慢注入药物（图 8-5）。

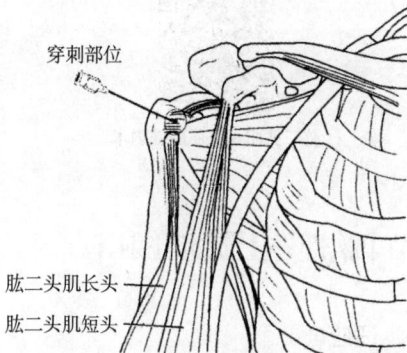

穿刺部位

肱二头肌长头

肱二头肌短头

图 8-5 传统肱二头肌长头肌腱注射

2. **超声引导下注射** 患者取仰卧位，超声探头（频率 6 ~ 13MHz）置于结节间沟中间，以短轴扫查肱二头肌长头肌腱，此时在结节间沟内可见高回声卵圆形结构，表面被肱横韧带覆盖，即为肱二头肌长头肌腱。采用平面内技术，在探头后侧 1cm 处进针，超声引导下调整进针方向直至针尖位于结节间沟内的肌腱周围，随后缓慢注射完药液后退针。

视频8

肱二头肌长头肌腱注射术

第七节 | 肱骨外上髁炎注射术

一、适应证

肱骨外上髁伸肌总腱肌腱炎。

二、禁忌证

感染、高热、出血倾向、局麻药过敏、肘关节局部感染或破溃、肘关节骨质或软组织病理性病变。

三、操作技术

1. **传统注射** 首先让患者伸直腕关节以对抗阻力，确定肘部外上髁压痛点的部位并做好标记。常规消毒区域是肱骨外上髁上的标记区皮肤，穿刺针刺入皮肤、皮下组织和肌腱，直至抵达骨质。此时，将针退出 1mm，离开外上髁骨质，随后缓慢注入药物（图 8-6）。

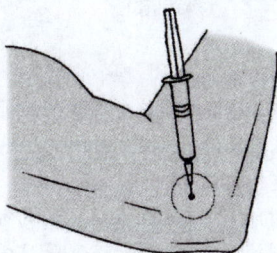

图 8-6 传统肱骨外上髁炎注射

2. **超声引导下注射** 患者仰卧位或坐位，伸出患侧手臂，放于治疗床上，肘部弯曲，选择高频线阵（6~13MHz）探头，采用长轴平面内技术穿刺。探头置于肱骨外上髁和桡骨头处纵切位，显示伸肌总腱的长轴切面，起点为肱骨外上髁，穿刺针从探头远端进针，在伸肌总腱的肱骨外上髁附着处表面注药，注射后可见药物在伸肌总腱周围扩散。

视频9

肱骨外上髁炎注射术

科普园地

1. 神经阻滞是打"封闭"吗?

"封闭"是我们普通百姓去医院经常能听到的名词,很多患者进医院后一听到"封闭"就谈虎色变,如临大敌,主要是他们认为"封闭"会对人体造成伤害。医学概念上"封闭"主要是指在疼痛的局部区域注射药物,从而达到消炎止痛、解除痉挛等目的。其不良反应主要是注射药物引起的,可能会诱发高血压、高血糖等疾病。而与"封闭"不同,神经阻滞技术是通过可视化设备(超声、X线、CT)的引导在疼痛患者神经根或神经丛附近注入局部麻醉药和少量糖皮质激素,除能改善局部疼痛区域的血流运转外,还能进行消炎镇痛,切断了"疼痛 - 肌肉痉挛 - 缺血 - 疼痛"的恶性循环,以达到镇痛和止痛的效果。可以说是用最少的药量达到比较满意的疗效,具有安全、不良反应少的优点。因此,神经阻滞是一种更为优化的疼痛治疗手段。

2. "五十肩"患者为什么越锻炼越痛?

"五十肩"又称肩周炎,通常表现为肩关节疼痛伴有活动明显受限。很多患者认为肩周炎通过锻炼就能治愈,于是过度地做肩部锻炼。结果症状不仅没有好转,反而加剧了。主要是由于肩周炎还可能伴有其他肩部损伤,包括肩袖损伤、肩峰撞击症、盂唇损伤等疾病,过度锻炼后可导致肩关节疼痛更严重,活动度更受限。因此,若肩周炎患者 2 个月后症状仍没有缓解,建议去医院进一步检查。并可以通过肩部制动、口服非甾体抗炎药、物理治疗、肩关节腔及周围神经阻滞来改善症状。肩周炎患者切不可盲目地长期锻炼,以免造成更严重的后果。

第九章　神经调控和阻滞技术

第一节 | 概述及分类

一、神经调控技术相关概念

神经调控技术是指利用植入或非植入性技术，采用物理或化学手段，对中枢神经系统、周围神经系统和自主神经系统邻近或远隔部位的神经元或神经网络信号的转导发挥兴奋、抑制或调节的作用，从而改善患者生活质量，提高患者神经功能的生物医学工程技术。

二、疼痛医学中常用的神经调控技术

1. **周围神经电刺激**（peripheral nerve stimulation，PNS） 主要适用于单个周围神经损伤或病变所致的慢性顽固性疼痛，疼痛应局限于某根周围神经支配区域，如外伤、复杂区域性疼痛综合征、枕大神经痛等。

2. **脊髓电刺激**（spinal cord stimulation，SCS）是将电极植入硬脊膜外间隙，通过施加电刺激，以阻断疼痛信号传导的一种神经调控技术。适用于多种慢性顽固性疼痛。

3. **脑深部电刺激**（deep brain stimulation，DBS） DBS适用于各种范围较大的顽固性伤害感受性疼痛和神经源性疼痛。伤害感受性疼痛一般选择刺激脑室旁灰质（PVG）或导水管周围灰质（PAG）；神经源性疼痛常选择刺激腹后外侧核（VPL）、腹后内侧核（VPM）。

4. **射频**（radio frequency）**治疗技术** 是通过专用设备和穿刺针精确输出超高频无线电波作用于局部组织，起到热凝、切割或神经调节作用，从而治疗疼痛疾病。

第二节 | 射频治疗技术

一、射频治疗的基本原理

射频治疗仪产生射频电流,此电流在置于患处的工作电极尖端与置于其他部位的弥散电极之间通过身体组织构成回路。射频电流流过组织,产生不断变化的电场,电场对组织中的电解质产生作用力,使其以很快的速度前后移动。离子流在组织内的摩擦和撞击产生磁场 / 热量,在组织内表现为场效应 / 热效应。射频电极尖端的温度传感器将治疗区域的温度实时传回射频治疗仪,当治疗区域温度达到设定温度时射频仪会自动调节电流强度以保持工作区域的温度,避免产生波动,达到治疗目的。

二、射频治疗模式

1. **标准射频模式** 又称射频热凝或连续射频模式,是一种连续的、低强度的能量输出模式。标准射频通过电流产生的热效应导致蛋白变性、神经纤维破坏,从而阻断疼痛信号的传导。

2. **脉冲射频模式** 是一种不连续的、脉冲式电流在神经组织周围形成的高电压、低温度的射频模式。射频仪间断发出脉冲式电流传导至针尖,在神经组织附近通过电压快速波动引起的场效应而起到镇痛效果。同时，电极尖端温度保持在42℃，不会破坏运动神经功能。脉冲射频治疗可取得镇痛效果且不出现神经热离断效应。

三、射频治疗参数

射频治疗技术常用参数包括针尖温度(℃)、射频时间(s)、脉冲频率(Hz)、输出电压(V)和脉冲宽度(每次发出射频电流的持续时间)。

1. **标准射频模式**　治疗区域温度超过60℃可破坏传导痛温觉的神经纤维，高于85℃则无选择地破坏所有神经纤维。可根据治疗目的选择合适的射频温度。

2. **脉冲射频模式**　最早提出的脉冲射频参数是电极尖端温度42℃、脉冲频率2Hz、脉冲宽度20ms、输出电压45V、治疗时间120s。近年来高电压长时程脉冲射频开始在临床上应用。将脉冲射频参数调整为电极尖端温度42℃、脉冲频率2Hz、脉冲宽度20ms、输出电压50~90V、治疗时间900s，临床上获得了满意效果。

四、适应证

1. 三叉神经痛。

2. 舌咽神经痛。

3. 头痛，包括丛集性头痛、颈源性头痛、偏头痛、非典型性面痛等。

4. 带状疱疹性神经痛。

5. 神经根性疼痛（包括脊神经后支、枕神经、颈神经、肋间神经等）。

6. 糖尿病性周围神经病变。

7. 复杂区域性疼痛综合征。

8. **关节疼痛** 肩关节、膝关节、髋关节、腰椎小关节、骶髂关节等。

9. 软组织疼痛。

10. 癌性疼痛。

第三节 | 脊髓电刺激

一、分类

脊髓电刺激（SCS）根据刺激频率的不同可分为传统低频 SCS、高频 SCS 和簇状 SCS。传统低频 SCS 采用的电脉冲频率 < 1 200Hz，一般为 50Hz 左右，通过产生异感来"覆盖"疼痛区域。大多数病例的参数设置范围为 40 ～ 100Hz、100 ～ 210μs 和 2 ～ 6V。高频 SCS 的电脉冲频率为 5 ～ 10kHz，产生的刺激幅度低于异感阈值，故不产生异感。簇状 SCS 主体为 40Hz 的刺激簇，每个刺激簇由 5 个 500Hz 的

尖波脉冲构成,相较于传统低频 SCS,较少引起异常感觉。虽然各种刺激模式的具体机制尚不清楚,但高质量临床研究已证实了其有效性。

二、SCS 手术分期

SCS 手术分测试期和植入期。测试期进行 1 ~ 2 周的体验性治疗,观察镇痛疗效和患者对电刺激的耐受程度。若患者疼痛缓解 ≥ 50% 或总体功能(包括疼痛、睡眠、行走等)改善 ≥ 50% 和 / 或患者对测试效果满意,则视为测试合格,可以植入 IPG;若测试效果不满意,则手术取出电极。

三、脊髓电刺激适应证

1. 腰椎术后疼痛综合征。
2. 复杂区域性疼痛综合征。
3. 周围神经损伤性疼痛。
4. 带状疱疹后神经痛。
5. 痛性糖尿病周围神经病变。
6. 周围血管性疾病。
7. 放化疗引起的痛性神经病变。
8. 脑卒中后疼痛。
9. 脊髓损伤后疼痛。
10. 癌性疼痛等。

第四节 | 神经阻滞技术

一、概念

神经阻滞技术是指在神经干、神经丛、脑神经、脊神经根或交感神经节等神经组织周围,注射局麻药或联合类固醇皮质激素等其他药物,以阻滞该神经所支配的区域,从而达到镇痛的效果。可以用于临床麻醉、疼痛治疗等。

二、作用机制

1. 阻断疼痛的神经传导通路。

2. 阻断疼痛的恶性循环。

3. 改善血液循环。神经阻滞可改善其支配区域的血流,从而有效地改善因末梢血液循环不畅所引起的疼痛。

4. 抗炎症作用。在神经周围注射局麻药时可联合类固醇皮质激素,从而达到更好的消炎镇痛作用。

三、神经阻滞技术特点

1. **精准性和安全性** 在超声、C 型臂 X 线机、CT 等设备的引导下进行精准注射,确保药物准确安全地作用于目标神经。

2. **有效性** 通过阻断神经信号的传递，能够迅速缓解疼痛症状，提高患者的生活质量。

四、适应证和禁忌证

1. **适应证** ①创伤、手术后的急性疼痛；②各种神经病理性疼痛，如三叉神经痛、带状疱疹及疱疹后神经痛；③慢性退行性变，如颈椎病、腰椎间盘突出症、退行性骨性关节炎；④各种头痛，如颈源性头痛、偏头痛、丛集性头痛、枕大神经痛、枕小神经痛等；⑤各种血管疾病，如雷诺病、脑血管痉挛等；⑥癌性疼痛；⑦非疼痛性疾病，如面神经炎、面肌痉挛、顽固性呃逆。

2. **禁忌证** 对局麻药过敏，穿刺部位感染，凝血功能障碍，严重心肺功能不全。

视频10 	视频11 	视频12 
肩胛上神经阻滞	坐骨神经阻滞	腰椎旁神经阻滞

科普园地

1. 用一根针也能解决腰痛吗?

腰椎间盘突出一定要开刀吗? 答案是否定的。腰椎间盘突出造成腰腿痛的患者并不一定都需要开刀才能解决疼痛。现代医学有一种神经射频调节技术,通过在超声引导或X线透视下,将射频针穿刺到相应神经根附近,连接射频治疗仪,射频治疗仪将电流通过射频针传导到针尖附近的神经组织起到消炎镇痛效果。

哪些患者适合神经射频调节技术呢? 一般情况,疼痛科医生会根据椎间盘突出的症状和MRI检查结果,判断出现问题的神经根,然后对相应的神经根进行诊断性注射治疗。如果诊断性注射治疗有效,即可以选择神经射频调节技术。

当然,还可以通过这根细细的穿刺针,进行臭氧或胶原酶的针对性治疗,都能对不同类型的腰椎间盘突出症进行治疗。用最小的组织损伤,尽可能获得最大的治疗效果。

2. 脊髓电刺激到底刺激了什么?

脊髓电刺激(SCS),是一种安全有效、治疗多种慢性顽固性疼痛的前沿技术。目前国内各大三级医院都已经开展。

脊髓电刺激疗法不需要开刀,通过微创技术,经皮肤穿刺将电极导线植入到硬膜外腔的脊髓背角处，将神经刺激器产生的电脉冲传至脊髓，对疼痛信号的传导进行干预和阻断，达到缓解疼痛的目的。目前常用于慢性顽固性疼痛，如带状疱疹后遗神经痛、腰椎术后疼痛、糖尿病周围神经痛等。这就像心脏起搏器一样，心脏工作不正常了，通过起搏器的电刺激使得心脏正常工作。脊髓电刺激也是通过电信号调节异常的神经，使得神经系统尽可能地不传递异常信号到大脑，同时调节神经的其他功能，从而达到镇痛的效果。

脊髓电刺激为微创全植入手术，刺激器通常植入人体的腹部皮下，永久植入后，不影响日常生活。治疗过程分为2个阶段，测试阶段通常2周左右，观察患者的反应和治疗效果。若患者在测试期间获得预期效果，则可进行第二阶段治疗，即永久植入，达到长期控制疼痛的效果，能减少或停用口服止痛药。当疼痛出现变化时，还可以通过遥控器调整电流刺激的模式，更好地控制疼痛。

附录

附录一 | 常用疼痛量表

常用疼痛量表目录：

10. 肿瘤患者的生活质量评分（QOL）

11. Roland-Morris 功能障碍调查表

12. 魁北克腰痛障碍评分表

13. 简明疼痛评估量表（PBI）

一、视觉模拟评分法疼痛评分标准

视觉模拟评分法(visual analogue scale/score, VAS):该法比较灵敏,有可比性。

具体方法:在纸上面画一条 10cm 的横线,横线的一端为 0,表示无痛;另一端为 10,表示剧痛;中间部分表示不同程度的疼痛。让患者根据自我感觉在横线上画一记号,表示疼痛的程度。轻度疼痛平均值为 2.57 ± 1.04 ;中度疼痛平均值为 5.18 ± 1.41 ;重度疼痛平均值为 8.41 ± 1.35 。

视觉模拟评分法(VAS):

无痛　　　　　　　　　　　　极痛

　0　　　　　　　　　　　　　10

VAS 疼痛评分标准(0 ～ 10 分)

0 分:无痛;

3 分以下:有轻微的疼痛,能忍受;

4 ～ 6 分:患者疼痛并影响睡眠,尚能忍受;

7 ～ 10 分:患者有强烈的疼痛感,疼痛难忍,影响食欲,影响睡眠。

二、ID Pain 评分

请把您疼痛的部位在图中相应的位置涂上阴影作为标记(附图 1-1)。如果不止一个部位疼痛,请圈出最困扰您的部位。

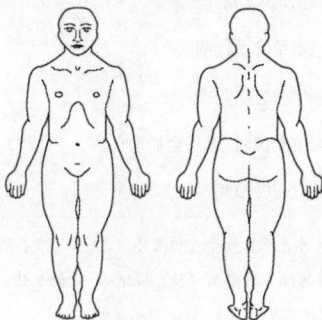

附图 1-1

表中的问题如果能反映您过去一周的疼痛情况,请选择"是",如果不能则选"否"(附表 1-1)。

附表 1-1　过去一周的疼痛情况

问题	评分	
	是	否
1. 疼痛的感觉是像针刺或针扎样的吗?	1	0
2. 疼痛的感觉是烧灼感吗?	1	0
3. 疼痛的感觉是麻木样的吗?	1	0
4. 疼痛的感觉像过电吗?	1	0
5. 衣服或床单摩擦时,疼痛会加重吗?	1	0
6. 疼痛只局限于关节吗?	− 1	0

注:如果患者不止一个部位有疼痛,要求患者在回答以上问题时只考虑最困扰他们的疼痛部位。得分从 −1 到 5 分。分数越高说明病理性疼痛的可能性越大。

评分:＿＿＿＿＿＿＿

得分评价:

非常有可能(评分 =4 或 5);比较有可能(评分 =2 或 3);

可能(评分 =1);不太可能(评分 =0 或 −1)。

三、数字评定量表(NRS)

最常用的是 11 点数字评分法 [以无痛(0)依次增强到最剧烈疼痛(10)的 11 个点来描述疼痛强度](附图 1-2),除此以外还有 101 点数字评分法(与 11 点数字评分法相似,在一从 0 至 100 共 101 个点的直尺上,渐次从无痛增强到最剧烈疼痛)和 11 方框评分法(与 11 点数字评分法相似,用方框包绕每一数字)。

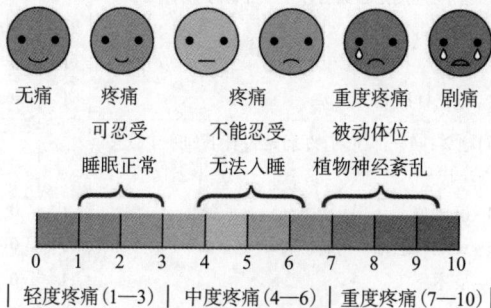

| 无痛 | 疼痛
可忍受
睡眠正常 | 疼痛
不能忍受
无法入睡 | 重度疼痛
被动体位
植物神经紊乱 | 剧痛 |

| 轻度疼痛(1—3) | 中度疼痛(4—6) | 重度疼痛(7—10) |

附图 1-2　**数字疼痛分级**

四、DN4 神经病理性疼痛量表

DN4 神经病理性疼痛量表也是对神经病理性疼痛进行筛选的工具。该量表有 10 个选项包括 7 个症状自评项目(烧灼、冷痛、电击样、麻、如坐针毡、麻木和瘙痒)和 3 个临床检查项目(触摸、针刺感觉减退、触诊诱发疼痛)。目前,临床上使用 DN4 神经病理性疼痛量表简版(附表 1-2),包含 7 个症状自评项目,删除了临床检查项目。

附表 1-2 DN4 神经病理性疼痛量表

请通过勾选以下 4 个问题中每个项目的一个答案来完成此问卷:	得分	
	是	否
问题 1 : 疼痛是否具有以下一个或多个特征?		
1 - 烧灼痛	1	0
2 - 冷痛	1	0
3 - 电击样痛	1	0
问题 2 : 同一部位内,疼痛是否有下列一个或多个症状?		
4 - 麻刺感	1	0
5 - 针刺样感觉	1	0
6 - 麻木感	1	0
7 - 瘙痒感	1	0
问题 3 : 疼痛在体格检查的部位是否显示以下一个或多个特征?		
8 - 触摸感觉减退	1	0
9 - 针刺感觉减退	1	0
问题 4 : 在疼痛区域,疼痛是否可以通过以下方式引起或增加?		
10 - 擦拭	1	0

每个评估项目在回答"是"时赋值 1 分,回答"否"时则为 0 分。DN4 总分为 0 ~ 10 分,当总评分大于或等于 4 分时即为神经病理性疼痛。

附录

五、腰痛 ODI 评分标准（附表 1-3）

附表 1-3　Oswestry 腰痛功能障碍指数问卷

项目顺序	观察项目	评分标准						得分
		0	1	2	3	4	5	
1	腰痛腿痛程度	无任何疼痛	轻微疼痛	疼痛中等	严重疼痛	疼痛相当严重	疼痛异常严重	
2	个人生活料理	正常料理个人生活，不会增加任何疼痛	能够正常料理个人生活，但非常疼痛	料理个人生活时疼痛，动作缓慢且小心	需要一些帮助，但可完成绝大部分个人料理	绝大部分个人料理都需要帮助才能完成	不能穿衣、洗漱有困难，需要卧床	

181

续表

项目顺序	观察项目	评分标准						得分
		0	1	2	3	4	5	
3	提举重物情况	提举重物时不会增加疼痛	能够提举重物，但疼痛有些增加	由于疼痛，不能将重物从地上提起，但如位置合适，可提起放在桌上的重物	由于疼痛，不能将重物从地上提起，但如位置合适可提起较轻物品	能提举起较轻物品	不能提举或携带任何物品	
4	行走状况	疼痛不影响行走	由于疼痛，行走不超过2km	由于疼痛，行走不超过1km	由于疼痛，行走不超过100m	只能借助拐杖或腋杖行走	大多数时间卧床，只能爬行去厕所	

项目顺序	观察项目	评分标准						得分
		0	1	2	3	4	5	
5	坐立状况	可以坐在任何座椅上，时间不受限制	能够坐在合适的座椅上，时间不受限制	由于疼痛，坐立不能超过1小时	由于疼痛，坐立不能超过半小时	由于疼痛，坐立不能超过10分钟	由于疼痛，根本不能坐立	
6	站立状况	能任何长时间站立，不会增加疼痛	能任何长时间站立，但不会增加疼痛	由于疼痛，站立不能超过1小时	由于疼痛，站立不能超过半小时	由于疼痛，站立不能超过10分钟	由于疼痛，根本不能站立	
7	睡眠状况	睡眠从来不受疼痛困扰	偶尔因疼痛影响睡眠	因疼痛，每日睡眠不到6小时	因疼痛，每日睡眠不到4小时	因疼痛，每日睡眠不到2小时	因疼痛，根本无法入睡	

续表

项目顺序	观察项目	评分标准						得分
		0	1	2	3	4	5	
8	性生活状况	性生活完全正常，疼痛不会增加	性生活正常，但疼痛会有所增加	性生活基本正常，但会引起严重疼痛	疼痛严重影响性生活	由于疼痛，几乎没有性生活	由于疼痛，完全没有性生活	
9	社会生活状况	社会生活完全正常，不会增加疼痛	社会生活正常，但疼痛会有所加重	疼痛对社会生活影响不大，但会限制大体力运动	疼痛对社会生活有影响，基本不出家门	由于疼痛，只能在家中进行社会生活	由于疼痛，没有任何社会生活	

项目顺序	观察项目	评分标准						得分
		0	1	2	3	4	5	
10	旅行状况	可以自由旅行，不伴疼痛	可到任何地方旅行，但会伴有些疼痛	疼痛较重，但可应付2小时以上旅行	由于疼痛，旅行不能超过1小时	由于疼痛，旅行不能超过半小时	由于疼痛，不能旅行	

总分：Oswestry 功能障碍指数（ODI）=（所得分数 /5 × 回答的问题数）× 100%

注：评分标准采用的是百分比形式，如得分越高表明功能障碍越严重。

0 ~ 20%，轻度功能障碍；

21% ~ 40%，中度功能障碍；

41% ~ 60%，重度功能障碍；

61% ~ 80%，严重的腰背痛；

81% ~ 100%，这些患者要卧床休息或其他们的症状非常严重。

六、利兹神经病理性症状和体征评分 (LANSS)(附表1-4)

此疼痛评分有助于判断传导疼痛信号的神经是否工作正常。如果需要采用不同治疗方法控制疼痛，查明这一点尤为重要。

附表1-4 利兹神经病理性症状和体征评分

A 疼痛问卷

·回想您在过去一周所感觉到的疼痛是怎样的。

·请说出以下任一项描述是否与您的疼痛相符。

1. 您的皮肤是否有令人不愉快的奇怪的疼痛感觉？例如范围较大的刺痛、麻刺痛、针刺感等。

a)否 _____ (0)

b)是 _____ (5)

2. 疼痛部位的皮肤看起来和其他部位的皮肤有没有不同？例如有没有色斑或者看起来更红？

a)否 _____ (0)

b)是 _____ (5)

3. 疼痛会使受累的皮肤对抚摸异常敏感吗？例如轻擦皮肤时有不适感或者穿紧身衣时出现疼痛。

a)否 _____ (0)

b)是 _____ (3)

4. 当您静止不动时，疼痛会没有任何明显原因就突然发作吗？例如电击样、跳痛或爆发痛。

a) 否 _____ (0)

b) 是 _____ (2)

5. 您感觉疼痛部位的皮肤温度是否有异常变化？例如热或烧灼感。

a) 否 _____ (0)

b) 是 _____ (1)

B 感觉检查

皮肤敏感性检查即通过与对侧或邻近非疼痛部位相比，检查疼痛部位是否存在痛觉超敏以及针刺阈值（PPT）的变化。

1) 痛觉超敏

用脱脂棉先后轻擦非疼痛部位和疼痛部位，检查痛觉反应。轻擦时，如果非疼痛部位感觉正常，而疼痛部位有痛觉或不适感（麻刺痛、恶心），则存在痛觉超敏。

a) 否，无痛觉超敏。 _____ (0)

b) 是，仅疼痛部位存在痛觉超敏。 _____ (3)

2) 针刺阈值（PPT）变化

将 2ml 注射器所配的 23 号针头（蓝针）先后轻置于非疼痛部位和疼痛部位，通过比较两者的反应来判断针刺阈值。

如果非疼痛部位有尖锐的针刺感，但疼痛部位的感觉有所不同，例如没有感觉 / 仅有钝痛（PPT 升高）或非常痛（PPT 降低），则存在 PPT 变化。

续表

如果两个部位都没有针刺感，将针头套在注射器上以增加重量并重复试验。

a)否,两个部位的感觉相同。 _____ (0)

b)是,疼痛部位的 PPT 有变化。 _____ (3)

评分:

将括号内有关感觉描述和检查所见得到的分值相加得到总分。

总分(最高 24 分)

如果评分 < 12 分,神经病理性机制不太可能造成患者的疼痛。

如果评分 ≥ 12 分,神经病理性机制有可能造成患者的疼痛。

LANSS 量表的局限性是依赖医生评估,并且针刺可能会对患者带来痛苦。因此,Bennett 对原版 LANSS 进行了改进,将体检项目删除换成自查项目(使用手指按压或触摸代替),所有的症状项目保留,从而形成了自评 LANSS(S-LANSS)。S-LANSS 目前在临床使用率很高,特别是可以对由于经济原因或其他客观条件(有幽闭恐惧症或体内有金属支架等)不能做 MRI 检查的患者进行神经病理性疼痛的排查。

七、匹兹堡睡眠质量量表（附表 1-5）

附表 1-5 匹兹堡睡眠质量指数量表（PSQI）

条目	项目	评分			
		0 分	1 分	2 分	3 分
1	近 1 个月，晚上上床睡觉通常在___点钟				
2	近 1 个月，从上床到入睡通常需要___分钟	□≤ 15 分钟	□ 16 ~ 30 分钟	□ 31 ~ 60 分钟	□≥ 60 分钟
3	近 1 个月，通常早上___点起床				
4	近 1 个月，每夜通常实际睡眠___小时（不等于卧床时间）				
	近 1 个月，因下列情况影响睡眠而烦恼				
5	a. 入睡困难（30 分钟内不能入睡）	□无	□< 1 次 / 周	□ 1 ~ 2 次 / 周	□≥ 3 次 / 周

189

续表

条目	项目	评分			
		0分	1分	2分	3分
	b. 夜间易醒或早醒	□无	□ < 1次/周	□ 1～2次/周	□≥ 3次/周
	c. 夜间去厕所	□无	□ < 1次/周	□ 1～2次/周	□≥ 3次/周
	d. 呼吸不畅	□无	□ < 1次/周	□ 1～2次/周	□≥ 3次/周
	e. 咳嗽或鼾声高	□无	□ < 1次/周	□ 1～2次/周	□≥ 3次/周
5	f. 感觉冷	□无	□ < 1次/周	□ 1～2次/周	□≥ 3次/周
	g. 感觉热	□无	□ < 1次/周	□ 1～2次/周	□≥ 3次/周
	h. 做噩梦	□无	□ < 1次/周	□ 1～2次/周	□≥ 3次/周
	i. 疼痛不适	□无	□ < 1次/周	□ 1～2次/周	□≥ 3次/周
	j. 其他影响睡眠的事情	□无	□ < 1次/周	□ 1～2次/周	□≥ 3次/周

续表

条目	项目	评分			
		0分	1分	2分	3分
5	如有，请说明				
6	近1个月，总的来说，您认为您的睡眠质量	□很好	□较好	□较差	□很差
7	近1个月，您用药物催眠的情况	□无	□<1次/周	□1~2次/周	□≥3次/周
8	近1个月，您常感到困倦吗?	□无	□<1次/周	□1~2次/周	□≥3次/周
9	近1个月您做事情的精力不足吗?	□没有	□偶尔有	□有时有	□经常有

PSQI 用于评定被试者最近 1 个月的睡眠质量。由 19 个自评和 5 个他评条目构成,其中第 19 个自评条目和 5 个他评条目不参与计分,在此仅介绍参与计分的 18 个自评条目(附表 1-5)。18 个条目组成 7 个成分,每个成分按 0 ~ 3 等级计分,累积各成分得分为 PSQI 总分,总分范围为 0 ~ 21,得分越高,表示睡眠质量越差。被试者完成试问需要 5 ~ 10 分钟。

各成分含义及计分方法如下:

A. 睡眠质量

根据条目 6 的应答计分,"很好"计 0 分,"较好"计 1 分,"较差"计 2 分,"很差"计 3 分。

B. 入睡时间

1. 条目 2 的计分为"≤ 15 分钟"计 0 分,"16 ~ 30 分钟"计 1 分,"31 ~ 60 分钟"计 2 分,"≥ 60 分钟"计 3 分。

2. 条目 5a 的计分为"无"计 0 分。

3. 累加条目 2 和 5a 的计分,若累分为"0"计 0 分,"1 ~ 2"计 1 分,"3 ~ 4"计 2 分,"5 ~ 6"计 3 分。

C. 睡眠时间

根据条目 4 的应答计分,"> 7 小时"计 0 分,"6 ~ 7 小时"计 1 分,"5 ~ 6 小时"计 2 分,"< 5 小时"计 3 分。

D. 睡眠效率

1. 床上时间 = 条目 3(起床时间) - 条目 1(上床时间)

2. 睡眠效率 = 条目 4(睡眠时间)/ 床上时间 ×100%

3. 成分 D 计分位,睡眠效率 > 85% 计 0 分,75% ~ 84% 计 1 分,65% ~ 74% 计 2 分,< 65% 计 3 分。

E. 睡眠障碍

根据条目 5b) 至 5j) 的计分,"无"计 0 分,"< 1 周 / 次"计 1 分,"1 ~ 2 周 / 次"计 2 分,"≥ 3 周 / 次"计 3 分。累加条目 5b) 至 5j) 的计分,若累加分为"0"则成分 E 计 0 分,"1 ~ 9"计 1 分,"10 ~ 18"计 2 分,"19 ~ 27"计 3 分。

F. 催眠药物

根据条目 7 的应答计分,"无"计 0 分,"< 1 周 / 次"计 1 分,"1 ~ 2 周 / 次"计 2 分,"≥ 3 周 / 次"计 3 分。

G. 日间功能障碍

1. 根据条目 8 的应答计分,"无"计 0 分,"< 1 周 / 次"计 1 分,"1 ~ 2 周 / 次"计 2 分,"≥ 3 周 / 次"计 3 分。

2. 根据条目 9 的应答计分,"没有"计 0 分,"偶尔有"计 1 分,"有时有"计 2 分,"经常有"计 3 分。

3. 累加条目 8 和 9 的得分,若累加分为"0",则成分 G 计 0 分,"1 ~ 2"计 1 分,"3 ~ 4"计 2 分,"5 ~ 6"计 3 分。

PSQI 总分

PSQI 总分 = 成分 A+ 成分 B+ 成分 C+ 成分 D+ 成分 E+ 成分 F+ 成分 G。

【评价等级】

0 ~ 5 分,睡眠质量很好;

6 ~ 10 分,睡眠质量还行;

11 ~ 15 分,睡眠质量一般;

16 ~ 21 分,睡眠质量很差。

八、抑郁症筛查量表：患者健康问卷（PHQ-9）（附表1-6）

患者健康问卷（Patient Health Questionnaire-9，PHQ-9）是基于美国精神病学会的《精神障碍诊断及统计手册（第5版）》（DSM-5）诊断标准的9个条目，是一个简便、有效的抑郁障碍自评量表，在抑郁症诊断的辅助和症状严重程度评估方面，均具有良好的信度和效度。根据近两周的情况回答本问卷，每题答案从左往右依次为"几乎不会""有几天""一半以上""几乎天天"。对应选项的分数依次为0、1、2、3分，每题相加，得到最终的分数。

附表1-6 抑郁症筛查量表

姓名：_____ 　　年龄：_____

性别：□男性 □女性 　　日期：_____

在过去的两周里，你生活中以下症状出现的频率有多少？把相应的数字总和加起来。

序号	问题	没有	有几天	一半以上时间	几乎每天
1	做事时提不起劲或没有兴趣	0	1	2	3
2	感到心情低落、沮丧或绝望	0	1	2	3

序号	问题	没有	有几天	一半以上时间	几乎每天
3	入睡困难、睡不安稳或睡眠过多	0	1	2	3
4	感觉疲倦或没有活力	0	1	2	3
5	食欲不振或吃太多	0	1	2	3
6	觉得自己很糟,或觉得自己很失败,或让自己或家人失望	0	1	2	3
7	对事物专注有困难,例如阅读报纸或看电视时不能集中注意力	0	1	2	3
8	动作或说话速度缓慢到别人已经觉察;或正好相反,烦躁或坐立不安、动来动去的情况更胜于平常	0	1	2	3
9	有不如死掉或用某种方式伤害自己的念头	0	1	2	3

总分:_____

【计分规则】

1. 计算总分

0～4分:没有抑郁症 (注意自我保重)

5～9分:可能有轻微抑郁症(建议咨询心理医生或心理医学工作者)

10～14分:可能有中度抑郁症(最好咨询心理医生或心理医学工作者)

15～19分:可能有中重度抑郁症(建议咨询心理医生或精神科医生)

20～27分:可能有重度抑郁症(一定要看心理医生或精神科医生)

2. 核心项目分

项目1、项目4、项目9,任何一题得分 > 1(即选择2、3),需要关注;项目1、项目4,代表着抑郁的核心症状;项目9代表有自伤意念。

九、广泛性焦虑障碍量表(GAD-7)(附表1-7)

附表1-7 广泛性焦虑障碍量表

姓名:_____ 性别:_____ 年龄:_____

日期:_____ 测定次数:_____

根据过去两周的状况,请您回答是否存在下列描述的状况及频率,看清楚问题后在符合您的选项前的数字上面画√。

	完全不会	好几天	超过一周	几乎每天
1. 感觉紧张,焦虑或急切	0	1	2	3
2. 不能够停止或控制担忧	0	1	2	3

	完全不会	好几天	超过一周	几乎每天
3. 对各种各样的事情担忧过多	0	1	2	3
4. 很难放松下来	0	1	2	3
5. 由于不安而无法静坐	0	1	2	3
6. 容易烦恼或急躁	0	1	2	3
7. 因感到将有可怕的事情发生而害怕	0	1	2	3

总分：_____

【评分规则】

每个条目 0～3 分，总分就是将 7 个条目的分值相加，总分值范围 0～21 分。

0～4 分，没有 GAD；

5～9 分，轻度 GAD；

10～14 分，中度 GAD；

15～21 分，重度 GAD。

十、肿瘤患者的生活质量评分（QOL）

我国于 1990 年参考国外的指标制定了一个草案，其标准如下（括号内为得分）。

1. **食欲** ①几乎不能进食；②食量＜正常1/2；③食量为正常的1/2；④食量略少；⑤食量正常。

2. **精神** ①很差；②较差；③有影响，但时好时坏；④尚好；⑤正常，与病前相同。

3. **睡眠** ①难入睡；②睡眠很差；③睡眠差；④睡眠略差；⑤大致正常。

4. **疲乏** ①经常疲乏；②自觉无力；③有时常疲乏；④有时轻度疲乏；⑤无疲乏感。

5. **疼痛** ①剧烈疼痛伴被动体位或疼痛时间超过6个月；②重度疼痛；③中度疼痛；④轻度疼痛；⑤无痛。

6. **家庭理解与配合** ①完全不理解；②差；③一般；④家庭理解及照顾较好；⑤好。

7. **同事的理解与配合（包括领导）** ①全部理解，无人照顾；②差；③一般；④少数人理解关照；⑤多数人理解关照。

8. **自身对癌症的认识** ①失望，全不配合；②不安，勉强配合；③不安，配合一般；④不安，但能较好配合；⑤乐观，有信心。

9. **对治疗的态度** ①对治疗不抱希望；②对治疗半信半疑；③希望看到疗效，又怕有副作用；④希望看到疗效，尚能配合；⑤有信心，积极配合。

10. **日常生活** ①卧床；②能活动，多半时间需卧床；③能活动，有时卧床；④正常生活，不能工作；⑤正常生活工作。

11. **治疗的副作用** ①严重影响日常生活；②影响日常生活；③经过对症治疗可以不影响日常生活；④未对症治疗可以不影响日常生活；⑤不影响日常生活。

12. **面部表情** 分①～⑤个等级。①面部表情非常痛苦或极度不适；②面部表情较为痛苦或不适；③面部表情有些许不适，但总体尚可；④面部表情较为正常，无明显不适；⑤面部表情非常正常，无任何不适。此处不需要详细说明。

目前试用的生活质量分级：

生活质量满分为 60 分，生活质量极差的为 < 20 分，差的为 21 ~ 30 分，一般为 31 ~ 40 分，较好的为 41 ~ 50 分，良好的为 51 ~ 60 分。

十一、Roland-Morris 功能障碍调查表 (附表 1-8)

该表由英国学者 Roland 和 Morris 等设计，对下腰痛患者进行评估，包括体格健康状况等内容，由 24 个受腰痛特定影响的问题组成，每个问题后面都有"由于腰痛"加以限制，以区别因为其他原因导致的功能障碍，从而使患者易于回答，避免不必要的混淆。

每个问题的分值为 1 分,回答"是"得 1 分,回答"不是"得 0 分,总分最高 24 分,最低 0 分。分数越高,表明功能障碍明显。

附表 1-8 Roland-Morris 功能障碍调查表

问题(回答"是"则在前面括号内打 √,"否"打 ×)
【 】 由于腰痛,每天大部分时间都待在家里
【 】 不停地改变姿势,使得腰部尽可能舒服一些
【 】 由于腰痛,走路要比平时慢一些
【 】 由于腰痛,平时常做的家务事现在做不了
【 】 由于腰痛,上楼时需要拉着楼梯扶手
【 】 由于腰痛,经常需要躺下休息
【 】 由于腰痛,必须借助抓住什么东西才能离开躺椅
【 】 由于腰痛,经常需要别人帮忙做一些事情
【 】 由于腰痛,穿衣服要比平时慢得多
【 】 由于腰痛,只能站立一小会儿
【 】 由于腰痛,尽量不弯腰或下蹲
【 】 由于腰痛,从椅子里站起来比较困难

问题（回答"是"则在前面括号内打 √，"否"打 ×）
【　】　每天大部分时间都感到腰痛
【　】　由于腰痛，在床上翻身困难
【　】　由于腰痛，食欲不是很好
【　】　由于腰痛，穿袜子困难
【　】　由于腰痛，只能走很短的一段距离
【　】　由于腰痛，睡眠状况没有以前好
【　】　由于腰痛，经常需要别人帮忙穿衣服
【　】　由于腰痛，每天大部分时间都要坐下来休息
【　】　由于腰痛，尽量避免做一些家务重活
【　】　由于腰痛，要比平时容易激怒，脾气变坏
【　】　由于腰痛，上楼梯要比平时慢得多
【　】　由于腰痛，每天大部分时间都躺在床上

十二、魁北克腰痛障碍评分表（QBPDS）（附表 1-9）

QBPDS 由 20 个问题构成，主要是评估腰痛患者在日常生活活动时，每项活动的困难程度。QBPDS

的 20 个问题分为 6 个方面,分别为床上 / 休息(问题
1 ~ 3)、坐 / 站(问题 4 ~ 6)、行走(问题 7 ~ 9)、运动(问
题 10 ~ 12)、弯腰(问题 13 ~ 16)和处理重物(问题
17 ~ 20)。QBPDS 每一个问题有 6 个选项,记 0 ~ 5
分,0 分表示没有困难,5 分表示无法完成,分值越高
表示功能障碍越差,总分 100 分。

附表 1-9 魁北克腰痛障碍评分表

姓名:＿＿＿＿＿ 性别:＿＿＿＿＿
年龄:＿＿＿＿＿ 联系方式:＿＿＿＿＿

	项目	评分标准		
1	起床	0 无困难	1 基本无困难	2 有些困难
		3 很困难	4 相当困难	5 无法完成
2	整晚安睡	0 无困难	1 基本无困难	2 有些困难
		3 很困难	4 相当困难	5 无法完成
3	床上翻身	0 无困难	1 基本无困难	2 有些困难
		3 很困难	4 相当困难	5 无法完成
4	乘车	0 无困难	1 基本无困难	2 有些困难
		3 很困难	4 相当困难	5 无法完成
5	站立 20 ~ 30 分钟	0 无困难	1 基本无困难	2 有些困难
		3 很困难	4 相当困难	5 无法完成

	项目	评分标准		
6	坐几小时	0 无困难 1 基本无困难 2 有些困难 3 很困难 4 相当困难 5 无法完成		
7	爬一层楼梯	0 无困难 1 基本无困难 2 有些困难 3 很困难 4 相当困难 5 无法完成		
8	行走三四百米	0 无困难 1 基本无困难 2 有些困难 3 很困难 4 相当困难 5 无法完成		
9	行走几千米	0 无困难 1 基本无困难 2 有些困难 3 很困难 4 相当困难 5 无法完成		
10	触及高点的物品	0 无困难 1 基本无困难 2 有些困难 3 很困难 4 相当困难 5 无法完成		
11	扔球	0 无困难 1 基本无困难 2 有些困难 3 很困难 4 相当困难 5 无法完成		
12	跑 100 米	0 无困难 1 基本无困难 2 有些困难 3 很困难 4 相当困难 5 无法完成		
13	从冰箱中取食物	0 无困难 1 基本无困难 2 有些困难 3 很困难 4 相当困难 5 无法完成		
14	整理床铺	0 无困难 1 基本无困难 2 有些困难 3 很困难 4 相当困难 5 无法完成		

续表

	项目	评分标准
15	穿袜子	0 无困难　1 基本无困难　2 有些困难 3 很困难　4 相当困难　5 无法完成
16	弯腰清洁浴盆	0 无困难　1 基本无困难　2 有些困难 3 很困难　4 相当困难　5 无法完成
17	挪动椅子	0 无困难　1 基本无困难　2 有些困难 3 很困难　4 相当困难　5 无法完成
18	关开较重的门	0 无困难　1 基本无困难　2 有些困难 3 很困难　4 相当困难　5 无法完成
19	挪动两袋杂物 （20kg）	0 无困难　1 基本无困难　2 有些困难 3 很困难　4 相当困难　5 无法完成
20	举起及搬运重箱	0 无困难　1 基本无困难　2 有些困难 3 很困难　4 相当困难　5 无法完成

总分

十三、简明疼痛评估量表（PBI）

患者姓名：_____　病案号：_____　诊断：_____

评估时间：_____　评估医师：_____

1. 大多数人一生中都有过疼痛经历（如轻微头痛、扭伤后痛、牙痛），除这些常见的疼痛外，现在您是

否还感到有别的类型的疼痛？ (1)是 (2)否

2. 请您在附图 1-3 中标出您的疼痛部位,并在疼痛最剧烈的部位以"×"标出。

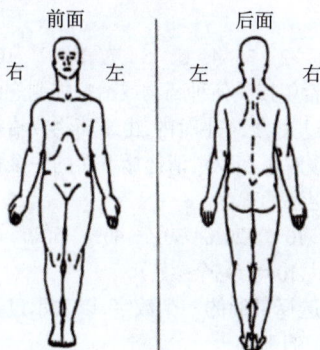

前面   后面

右   左   左   右

附图 1-3

3. 请选择下面的一个数字,以表示过去 24 小时内您疼痛最剧烈的程度。

(不痛)0 1 2 3 4 5 6 7 8 9 10(最剧烈)

4. 请选择下面的一个数字,以表示过去 24 小时内您疼痛最轻微的程度。

(不痛)0 1 2 3 4 5 6 7 8 9 10(最剧烈)

5. 请选择下面的一个数字,以表示过去 24 小时内您疼痛的平均程度。

(不痛)0 1 2 3 4 5 6 7 8 9 10(最剧烈)

6. 请选择下面的一个数字,以表示您目前的疼痛程度。

(不痛)0 1 2 3 4 5 6 7 8 9 10(最剧烈)

7. 您希望接受何种药物或治疗控制您的疼痛?

8. 在过去的 24 小时内,由于药物或治疗的作用,您的疼痛缓解了多少? 请选择下面的一个百分数,以表示疼痛缓解的程度。

(无缓解)0 10% 20% 30% 40% 50% 60% 70% 80% 90% 100%(完全缓解)

9. 请选择下面的一个数字,以表示过去 24 小时内疼痛对您的影响

(1)对日常生活的影响

(无影响)0 1 2 3 4 5 6 7 8 9 10(完全影响)

(2)对情绪的影响

(无影响)0 1 2 3 4 5 6 7 8 9 10(完全影响)

(3)对行走能力的影响

(无影响)0 1 2 3 4 5 6 7 8 9 10(完全影响)

(4)对日常工作的影响(包括外出工作和家务劳动)

(无影响)0 1 2 3 4 5 6 7 8 9 10(完全影响)

(5)对与他人关系的影响

(无影响)0 1 2 3 4 5 6 7 8 9 10(完全影响)

(6)对睡眠的影响

(无影响)0　1　2　3　4　5　6　7　8　9　10(完全影响)

(7)对生活兴趣的影响

(无影响)0　1　2　3　4　5　6　7　8　9　10(完全影响)

附录二 | 常见慢性疼痛疾病的非阿片类镇痛药临床用药推荐（附表 2-1 ～ 附表 2-5）

附表 2-1　原发性疼痛疾病非阿片类镇痛药临床用药推荐

原发性疼痛疾病	推荐程度 / 循证医学级别		
	1A	2A	2B
纤维肌痛 (FM)	度洛西汀	TCAs(如阿米替林)；普瑞巴林	—
复杂区域性疼痛综合征 (CRPS)	—	TCAs(如阿米替林)；加巴喷丁	局部和静脉注射氯胺酮
灼口综合征 BMS	—	加巴喷丁	—
肠易激综合征 IBS	—	TCAs(阿米替林)	SSRIs(包括舍曲林、氟西汀等)；选择性肠道平滑肌钙离子拮抗剂(如匹维溴铵)；双向离子通道调节剂(如曲美布汀)

附表 2-2 神经病理性疼痛疾病非阿片类镇痛药临床用药推荐

神经病理性疼痛疾病	推荐程度/循证医学级别				
	1A	1B	2A	2B	
神经病理性疼痛（总体）	钙通道调节剂（加巴喷丁、普瑞巴林）；SSNRI（文拉法辛、度洛西汀）	钠通道拮抗剂（草乌甲素）	糖皮质激素（地塞米松、桐酸酯、得宝松）早期使用或作为神经阻滞辅用药	甲钴胺、神经妥乐平	
带状疱疹后神经痛（PHN）	利多卡因贴剂及辣椒素贴剂	—	—	—	
三叉神经痛（TN）	卡马西平、奥卡西平	—	—	科博肽注射液	
周围性神经病理性疼痛（放疗后疼痛，HIV神经病等）	TCAs（阿米替林）	—	—	—	
多发性硬化症引起的中枢性疼痛	—	—	—	SSNRI（度洛西汀）	
中枢痛性痉挛	—	—	—	肌肉松弛药（替扎尼定）	

附表 2-3 慢性肌肉骨骼疼痛疾病非阿片类镇痛药临床用药推荐

疾病慢性肌肉骨骼疼痛疾病	推荐程度 / 循证医学级别			
	1A	1B	2A	2B
炎症引起的慢性轻中度 CMP（颈腰背疼痛、骨关节炎）	NSAIDs；洛索洛芬钠凝胶贴膏、风湿骨痛胶囊、舒棋胶囊、颈舒颗粒、仙灵骨葆胶囊/片剂、壮骨止痛胶囊	丹鹿通督片、祛风骨痛凝胶膏；骨通贴膏；通络祛痛膏；酮洛芬凝胶贴膏	—	—
CMP 伴有明显情感障碍	NSAIDs 联合度洛西汀	—	—	—
CMP 伴发神经病理性疼痛	—	NSAIDs 联合加巴喷丁、普瑞巴林、草乌甲素	—	—
CMP 伴肌肉痉挛、僵硬	—	—	NSAIDs 联合替扎尼定、巴氯芬	—

附表 2-4 慢性癌性疼痛相关性疾病非阿片类镇痛药临床用药推荐

慢性癌性疼痛相关疼痛疾病	推荐程度 / 循证医学级别				
	1A	1B	2A	2B
轻中度癌性疼痛	COX-2 抑制剂如塞来昔布	—	—	—
神经病理性癌性疼痛	阿米替林	—	普瑞巴林和加巴喷丁	—
区域性神经痛	—	—	—	外用 2% 氯胺酮加 4% 阿米替林乳膏
骨癌性疼痛	COX-2 抑制剂如塞来昔布	双膦酸盐尤其是唑来膦酸;降钙素	—	糖皮质激素(短期益处)

附表 2-5　头面颅面慢性疼痛疾病非阿片类镇痛剂临床用药推荐

头面颅面慢性疼痛性疾病	推荐程度 / 循证医学级别			
	1A（急性发作）	2A	1A（预防）	2B（预防）
偏头痛	CGRP 及其受体的靶向药物，轻度：对乙酰氨基酚和 NSAIDs；中重度：曲坦类药物和新型 5-HT1F 受体激动剂	—	CGRP 及其受体的靶向药物，阿米替林，托吡酯和丙戊酸盐	—
紧张性头痛	对乙酰氨基酚和非甾体抗炎药（NSAIDs）	—	阿米替林是预防慢性紧张型头痛的首选药物	米氮平和文拉法辛是第二选择的药物
丛集性头痛	CGRP 及其受体的靶向药物	—	—	—

附录三 | 常用阿片类药物临床用药推荐（附表 3-1）

附表 3-1　常用阿片类药物及复合阿片类药物

药物种类	类型	规格	剂量限制 / 注意事项
盐酸吗啡片	速释、短效	5mg	无
硫酸吗啡缓释片	缓释、长效	10/30mg	无
吗啡注射液	速释、短效	10mg	无
盐酸羟考酮控释片	缓释、长效	10/40mg	无
芬太尼透皮贴剂	缓释、长效	4.2/8.4mg	无
磷酸可待因片	速释、短效	30mg	无
注射哌替啶	速释、短效	50/100mg	不用于慢性疼痛

续表

药物种类	类型	规格	剂量限制/注意事项
曲马多缓释片	缓释、长效	100mg	不超过 400mg/d
氨酚羟考酮片	速释、短效	羟考酮 5mg/对乙酰氨基酚 325mg	不超过 6 片/d
氨酚曲马多	速释、短效	曲马多 37.5mg/对乙酰氨基酚 325mg	曲马多不超过 400mg/d,对乙酰氨基酚不超过 2g
洛芬待因	速释、短效	布洛芬 200mg/磷酸可待因 12mg	12 岁以下儿童禁用
氨酚待因	速释、短效	对乙酰氨基酚 300mg/磷酸可待因 15mg	7～12 岁儿童减量使用

附录四 | 常用阿片类药物的剂量换算（附图 4-1）

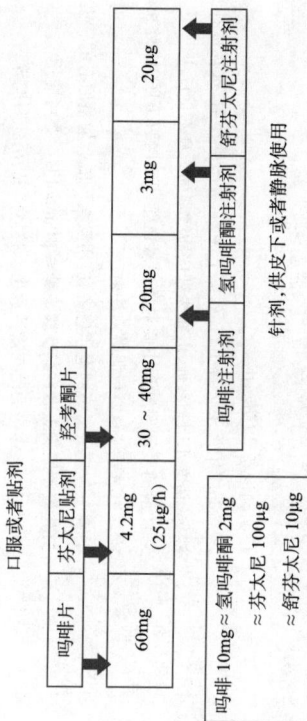

口服或者贴剂

吗啡片	芬太尼贴剂	羟考酮片	
60mg	4.2mg (25μg/h)	30 ~ 40mg	20mg	3mg	20μg

吗啡注射剂

氢吗啡酮注射剂

舒芬太尼注射剂

针剂，供皮下或者静脉使用

吗啡 10mg ≈ 氢吗啡酮 2mg
≈ 芬太尼 100μg
≈ 舒芬太尼 10μg

附图 4-1 常用阿片类药物的剂量换算

附录五｜非阿片类和阿片类药物临床用药注意事项（附表 5-1）

附表 5-1　非阿片类和阿片类药物临床用药注意事项

类别	不良反应	注意事项
糖皮质激素	水电解质紊乱、诱发消化道溃出血或穿孔、血糖升高、高血压、骨质疏松、压缩性骨折、皮肤萎缩、色素沉着	1）明确诊断，以防滥用 2）局部应用优于全身用药，如皮下注射、关节腔注射、选择性神经根阻滞等，精准作用至病灶，以减少糖皮质激素的全身不良反应 3）注射前及注射过程中要避免误入血管或蛛网膜下腔、肌腱和韧带周围注射时要注意避免肌腱内注射 4）对于免疫力低下的老年患者，应用激素可能会加重原有的感染 5）建议糖尿病患者在其空腹血糖 ≤ 10mmol/L 时方可应用 6）用于癌性疼痛的治疗需要注意患者整体情况，用药周期等

续表

类别	不良反应	注意事项
离子通道药物	头晕、头痛、嗜睡、共济失调、胃肠道不适、皮肤过敏、肝肾损害等	1）人白细胞抗原（*HLA*）基因与服用卡马西平后是否出现肝功能损害有关，美国 FDA 推荐亚洲人群在服用卡马西平前应进行 *HLAB*1502* 基因检测 2）对于肾功能不全患者，应用普瑞巴林前应对患者的肌酐清除率进行监测，并根据肌酐清除率作剂量调整 3）对于孕妇、哺乳期妇女及儿童，普瑞巴林暂无相关临床试验数据，不推荐使用
抗抑郁 / 抗焦虑类药物	恶心、口干、嗜睡、便秘、腹泻、视力模糊等	1）用药初始及停药阶段都应遵循缓慢增量减量的原则，对于抗抑郁药物的镇静及胃肠道反应，可以建议患者睡前或饭后服药 2）治疗过程中应叮嘱患者不得自行停药，否则血药浓度的骤降会引起心慌、焦虑、病情反复等不良反应

类别	不良反应	注意事项
肌肉松弛药物	肌无力,肌张力降低,运动障碍,视物模糊等	1) 对于患有帕金森病、精神分裂症、躁狂症的患者,应用巴氯芬可能会加重其症状 2) 对于长时间应用巴氯芬(2～3个月)的患者,停药时应逐渐减少剂量
NSAIDs	胃肠道损害,肝肾损害,心血管毒性和过敏反应等	1) 使用时应注意其特有的天花板效应,即当用药剂量达到最大剂量时,增加用药剂量也不会增强其镇痛效果 2) 避免两种或两种以上的NSAIDs联用,联用并不能增强疗效,反而会增加发生不良反应的风险
阿片类药物	恶心、呕吐,胃肠道刺激、痉挛、便秘、眩晕	1) 口服、外用贴剂等无创应用开始,注意阿片轮替和等量换算 2) 对于肾功能不全患者,建议应用长效吗啡酮或芬太尼,而非吗啡或羟考酮;肝衰竭患者,大多数阿片类药物应完全避免应用可待因和哌替啶替换 3) 注意肝肾功能受损,肠蠕动减弱、肠梗阻患者的阿片类药物选择 4) 注意成瘾、耐受现象

续表

类别	不良反应	注意事项
外用药物	皮疹、皮肤红肿等皮肤过敏反应	注意利多卡因贴剂也可引起中枢神经系统的兴奋/抑制反应

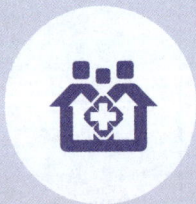

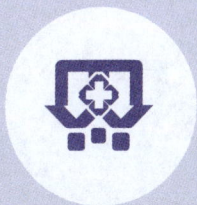

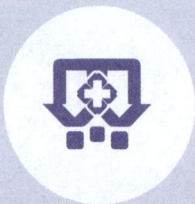

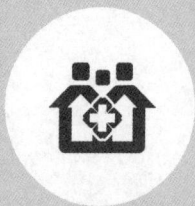

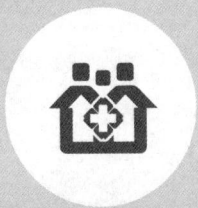